患者さんと家族のための
肺がんガイドブック

悪性胸膜中皮腫・胸腺腫瘍含む

2023年版

日本肺癌学会 編

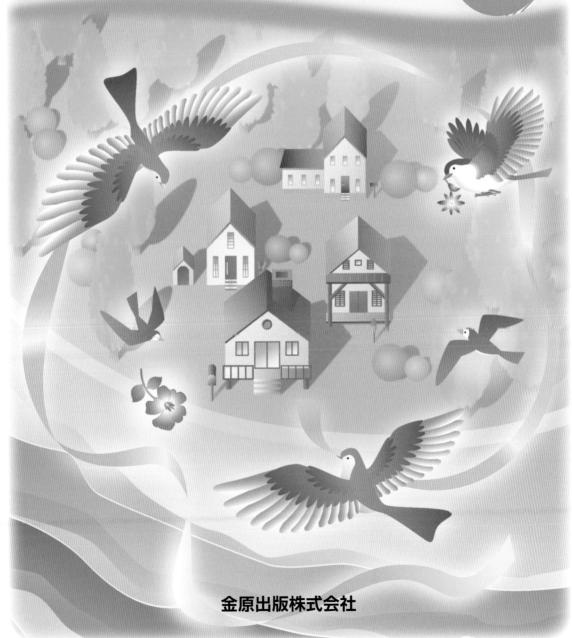

金原出版株式会社

患者さんと家族のための肺がんガイドブック

悪性胸膜中皮腫・胸腺腫瘍含む　**2023 年版**

編集

日本肺癌学会
　ガイドライン検討委員会
　患者向けガイドライン小委員会

後援

　日本呼吸器学会
　日本呼吸器外科学会
　日本外科学会
　日本胸部外科学会
　日本癌治療学会
　日本医学放射線学会
　日本呼吸器内視鏡学会
　日本臨床腫瘍学会
　日本放射線腫瘍学会
　日本緩和医療学会

肺の解剖

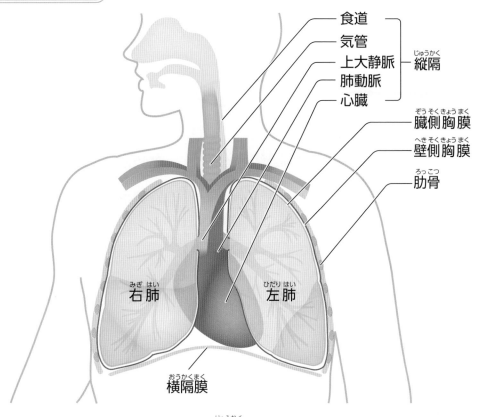

食道
気管
上大静脈
肺動脈
心臓
縦隔（じゅうかく）
臓側胸膜（ぞうそくきょうまく）
壁側胸膜（へきそくきょうまく）
肋骨（ろっこつ）

右肺（みぎはい）　左肺（ひだりはい）

横隔膜（おうかくまく）

● 肺と縦隔（じゅうかく）

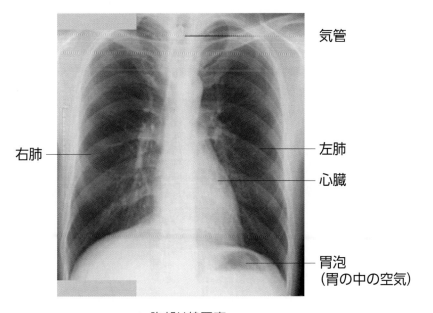

気管

右肺　　左肺
　　　　心臓

胃泡
（胃の中の空気）

● 胸部X線写真

肺がん治療のロードマップ

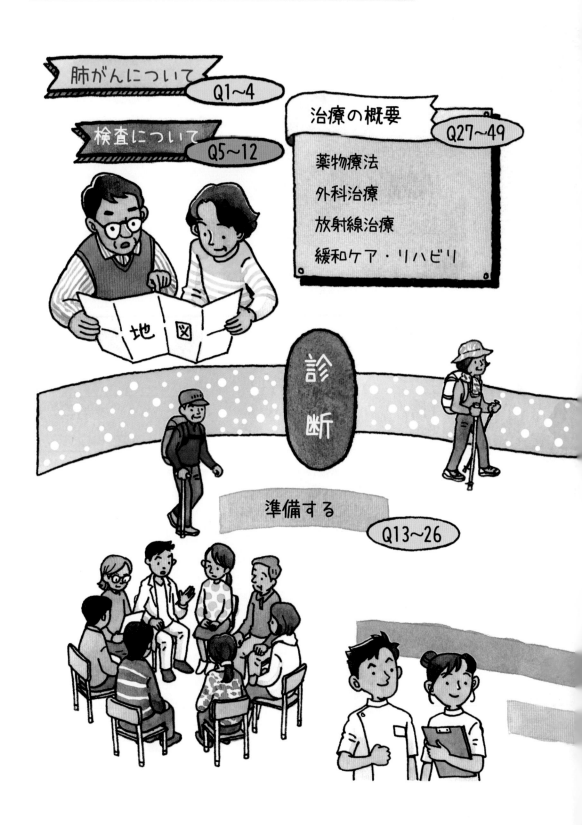

肺がんについて　Q1〜4

検査について　Q5〜12

治療の概要　Q27〜49

薬物療法

外科治療

放射線治療

緩和ケア・リハビリ

地図

診断

準備する　Q13〜26

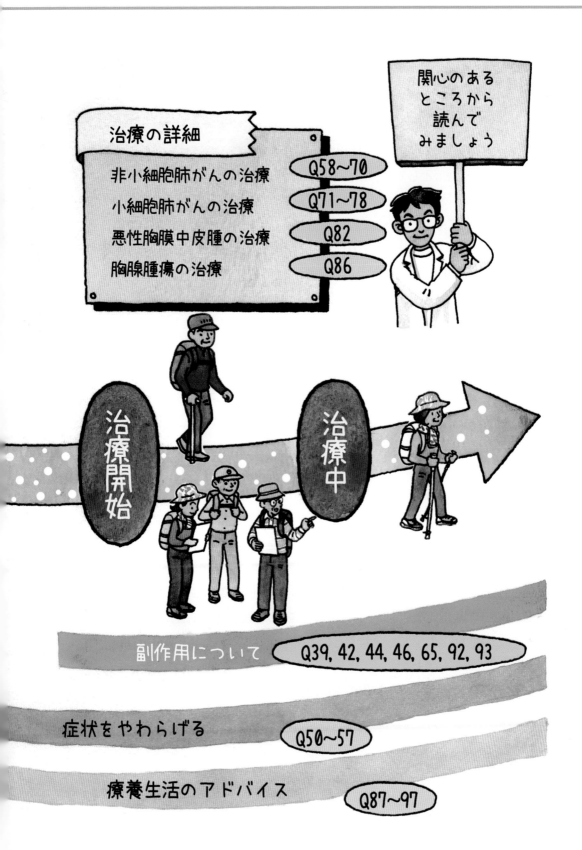

はじめに

　日本肺癌学会では 2019 年より，肺がんに関する患者さんとご家族向けの「肺がんガイドブック」を 2 年ごとに出版しておりますが，急速な肺がん治療の進歩に合わせて，書籍版として「肺がんガイドブック」の 3 度目の改訂を行いました。日本肺癌学会は「肺がんおよびこれに関する領域の研究の進歩ならびに知識の普及をはかり，もって患者さんをはじめ広く人類の健康と福祉の増進に寄与することを目的」として活動しています。この活動のひとつとして医師向けの「肺癌診療ガイドライン」を定期的に改訂，発行してきました。一方，患者さん，市民向けの情報は限られており，日本肺癌学会は，認定 NPO 法人西日本がん研究機構（WJOG）が 2007 年から出版してきた患者さん向けガイドブック「よくわかる肺がん Q ＆ A」を公認し，推奨してまいりました。このガイドブックは 2014 年までの 7 年間に医学の進歩に合わせた改訂が 3 回重ねられてきました。それから 5 年が経過し，この間の肺がんの診断法，治療法の進歩は著しく，これに追いつくためには新たな内容への改訂が求められていました。そこで 2019 年，日本肺癌学会では患者さんに最適な肺がん医療を受けていただくために，医師向けの「肺癌診療ガイドライン」に準じた患者さん，家族向けのガイドブックを作成しました。患者さん向けのガイドブックは，読んでいただく患者さんの疑問や不安にこたえるものでなければなりません。そこで，WJOG がこれまでに開催した市民公開講座と日本肺癌学会が毎年全国各地で開催している市民公開講座で寄せられた患者さんからの質問を集約し，学術的見解をもとに解説したものが望ましいと考え，WJOG 版「よくわかる肺がん Q ＆ A」に日本肺癌学会が新しい時代の変化に伴う改良・改善を加えて本書を作成しました。加えて，肺がん診療の急速な発展に基づく最新の情報を皆さまにお届けするために，2 年ごとの書籍版に加え，インターネットで閲覧できる WEB 版を作成しました。

　今回の改訂にあたっては，以下の点に配慮しました。

① 本ガイドブックの名称を「患者さんと家族のための肺がんガイドブック」に変更
② 肺がん診療中の手引きとなるような「ロードマップ」を巻頭に追加
③ 新たに標準治療となった周術期（肺がん手術前後）の治療法を追加
④ 免疫チェックポイント阻害薬と抗がん薬の併用療法の情報を追加
⑤ ゲノム医療の進歩によって，ほかのがんに先駆け肺がんで開発が進んでいるがん分子マーカーと新規に使えるようになった分子標的治療薬について追加
⑥ 肺がんの治療にとどまらず，肺がんの治療を受けながら仕事や生活を安心して続けられる生活・就労支援，コロナ禍での対応，家族の役割の情報を追加
⑦ 企画段階から編集・発行まで，肺がん患者さんが参加
⑧ 肺がんの解説に加え，日本肺癌学会が関わる悪性胸膜中皮腫，胸腺腫・胸腺がんの解説を追加・更新

　2023 年改訂の書籍版はどなたでも手軽に入手できるよう，医学書専門店のほか，全国の書店店頭での注文購入，インターネットでの購入が可能です。

　日本肺癌学会は研究のみならず社会への啓発活動として市民公開講座，肺がん患者会との協力，メディア・社会に対してがん医療の最新情報提供を行ってきました。さまざまな医療情報があふれ，情報の選択が大切になるなか，本書をご利用いただき適切な肺がん医療情報として参考になれば幸いに存じます。

2023 年 11 月

特定非営利活動法人日本肺癌学会

理事長　池田　徳彦

目　次

第4章　治療の概要

4-1. 外科治療

第6章　非小細胞肺がんの治療

6-1. 外科治療（手術）が中心となる治療

6-2. 放射線療法が中心となる治療

6-3. 薬物療法のみの治療

本書の使い方

　本書は，肺がん患者さんに適切な治療を受けていただくために，また患者さんと家族の皆さまのさまざまな疑問・質問や不安に答えるために企画され，構成されています。この目的のため，一般的な解説書や教科書の構成でなく，疑問・質問を内容別に取り上げ，それに専門家が答える Q & A 形式をとっています。現時点での最新かつ根拠のある情報に基づいて，専門家が解説やアドバイスを行っていますが，内容によって，ぜひ受けるべき標準治療が確立されている場合と，まだ研究段階で標準治療が確立されていない場合があります。そこで，本書では，日本肺癌学会が医師向けに作成している「肺癌診療ガイドライン」の最新版に基づいて解説しています。それぞれの治療が比較試験を含む臨床試験の結果からどの程度推奨されるのか，あるいはさらに詳しい治療指針をお知りになりたい方は，後述する医師・医療従事者向けの「肺癌診療ガイドライン」を参照してください。

　なお，医学は常に進歩しており，今後の研究によって評価が変更になることもありますのでご注意ください。本書も数年ごとに改訂版を発行する予定です。

● 本書を読んでいただきたい方

　本書は，肺がん患者さんやその家族に読んでいただくために企画・作成されています。全国各地で開催された市民公開講座や市民セミナーにおいて患者さん・家族・友人から寄せられた質問を，内容別に分類して 97 の質問に整理しました。解説も医学知識や専門知識がなくてもある程度理解していただけるような平易な文章を心がけています。また内容は，がんと診断されてから治療を受け，もしも再発した場合や，がんに伴う症状，日常生活，医療費，仕事のことなど，がんとともに生きるために役立つ多くのことが記載されています。このため，できれば自分用に一冊購

用語解説

標準治療
　現時点で，治療効果が優れ，しかも副作用も耐えられるものであることが「臨床試験」（Q29 参照）ですでに証明されている治療法。医学の進歩により，逐次新しい治療が導入されているため，現在の標準治療も数年後には標準治療でなくなることもあります。

比較試験
　複数の治療法が考えられるとき，効果や副作用を調べてどの治療法が優れているかを証明する研究です。第 III 相試験と呼ばれる比較研究では，各々の治療法を公平に評価するため，無作為化割付といって，治療を受ける患者さんが一方に偏らないように治療法が選ばれます。

入し，いつも手元に置いておかれることをお勧めします。日本肺癌学会では肺がんになられたすべての患者さんとその家族に読んでいただきたいと願っています。また肺がん患者さんを支援していただいている病院のがん相談支援センター相談員，看護師や技師などの医療従事者，ピアサポーターの皆さまにとっても参考になります。

すでに，ご自身で肺がんの勉強をしていて予備知識のある方には，本書は物足りないと感じられるかもしれません。この場合は，医師・医療従事者向けの「肺癌診療ガイドライン」をあわせてお読みいただくと，より理解が深まると思います。ガイドラインは，本書の出版社から発行されているほか，日本肺癌学会のホームページからもご覧いただけます（https://www.haigan.gr.jp/）。

● 構成について

ご自身が疑問や興味をもっている質問内容を目次から直接探し，そのページを見ていただくと簡単に回答が得られるように構成されています。まずは本を手にとって自分が一番知りたい質問を目次から探して，一読してください。ひとつの質問に対して 1～2 ページ程度で解説されており，3 分ほどで読めるようにしました。

次に時間があれば，質問の内容は系統的に並べられていますのでなるべく初めから順に読んでいただくことをお勧めします。「肺がんの診断」から「治療方針の決定」，「治療内容」，「再発した場合」，「症状をやわらげる治療」，「生活のアドバイス」までを理解しやすいように解説しています。

また，今回新たに肺がん治療のロードマップを巻頭に加えました。肺がん治療の全体像がひと目でわかり，ご自身が今どの段階にいるのか，これからどのような流れで治療が進むのか，ご理解いただけると思います。関連する質問も記載しましたのでご活用ください。

本書は，患者さんや家族のためにできるだけわかりやすく解説するよう努めていますが，どうしても平易な言葉に直せない医学用語があります。このような用語は，そのページの欄外に用語解説を追加しました。また，本書巻末に索引が掲載されていますので，わかりにくい用語があれば索引を検索してみてください。本書の解説で十分理解できない場合は，インターネットで用語を検索していただくか，本書を担当医や看護師に見せて教えてもらうのがよいでしょう。主要なウェブサイトにはQR コードをつけましたので，あわせてご活用ください。

● 治療法の名称について

同じ治療法であっても，国や地域，病院によっても呼び方が異なる場合がありま

す。多くは，英語の治療名が日本に導入される場合に呼び方が変わったり，正式な医学用語をわかりやすい名称にかみくだいて表現している場合です。たとえば，多剤併用化学療法とは，「複数の抗がん剤を組み合わせた治療」を意味しますが，一般には「抗がん剤治療」と表現されます。本書では，できるだけわかりやすく表現するために，一般的な用語を用いるように配慮しています。しかし，解説の内容によっては，正式な名称を用いたほうが理解が深まる場合もあります。このような場合は，あえて専門用語を用いていますが，できるだけ用語解説をつけるようにしましたので参考にしてください。

● **治療薬の名称について**

治療薬についても，一般名と商品名があります。一般名は世界共通で用いられる薬の名称で，商品名は各々の製薬会社が発売時につけた名称です。したがって，ひとつの一般名に対し，複数の商品名が存在することがあります。本書は原則的に一般名を用いるようにしています。ただし，一般名が極端に長く複雑で，商品名が広く用いられている場合は，限定的に商品名を掲載していますのでご理解ください。商品名には名称の後ろに®マークをつけています。

● **個人個人で状況が異なること**

顔や体つきが人それぞれ異なるように，同じ肺がんであっても，個々に細胞の種類や，進行度，そして患者さんの年齢，臓器機能や元気さの程度が異なります。また，喫煙者は，肺の働きが非喫煙者より弱っていたり，薬剤によっては強い副作用が出る場合もあります。本書では，進行度（がんのひろがり，転移の有無）や肺がんの種類（組織型）また遺伝子の状況などによって勧められる治療法を分類して述べていますが，年齢や基礎疾患（持病），体力により，本書で勧める治療ができない場合があります。担当医は，患者さんの治療に関して年齢や体力などの医学的理由も考慮して治療を選択しますので，本書で勧める治療どおりとならない場合があります。そのときは，担当医に相談したり，セカンドオピニオン（**Q17** 参照）を活用してください。

特定非営利活動法人日本肺癌学会

ガイドライン検討委員会

患者向けガイドライン小委員会

委員長　大泉　聡史

副委員長　清水　秀文

第1章

肺がんについて

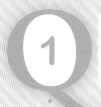

「肺がん」とはどのような病気ですか

私たちのからだは，「細胞」という小さな単位が約37兆個集まってできています。細胞には，からだを構成するさまざまな臓器や組織を作り出す設計図となる遺伝子があります。細胞はもともと精子と卵子が合体した1個の受精卵（細胞）だったのですが，やがて分裂や増殖，分化してからだを構成する臓器を形作ります。細胞は一生を通じて，腸管の細胞，血液細胞や毛髪など，からだのさまざまな部分で，徐々に新しい細胞に入れ替わるように調節されています。この一連の仕組みは，遺伝子によって制御されています。

遺伝子には，車のブレーキのような働きをするものや，アクセルのような働きをするものなどがあります。遺伝子に，タバコなど発がん性のある物質や何らかの原因によって傷がつくと，無制限に増えたり，ほかの場所に移動してその場所で増える（転移）などの性質をもつ細胞が発生します。一方で，からだには遺伝子の傷を修復したり，免疫のシステムによって異常な細胞を排除する仕組みが存在します。無制限に増える細胞が，さらに遺伝子の変化を起こすことで，からだの監視の仕組みをかいくぐって何年もかけてさらに数を増やし，からだに害を与える細胞のかたまり（腫瘍）を形成します。これが「がん」です。

細胞の由来によって，「がん」は肺，消化管，乳腺などの上皮細胞から発生する悪性腫瘍を指し，筋肉や骨，血液の細胞に由来する悪性腫瘍は「肉腫」，「白血病」，「リンパ腫」などと呼ばれ，区別されています。

肺は，からだに酸素を取り入れ，からだ中から血液を介して運ばれた二酸化炭素を排出する重要な役割を担っています。肺がんとは，肺を構成する空気の通り道である「気管支」やガス交換の場である「肺胞」の細胞が何らかの原因でがん化したものです。

転移

がん細胞は，周りの正常な細胞を押しのけるように増殖します。がん細胞はバラバラになり，血管やリンパ管の中に入って，全身に回り，あちこちの部分に移り，その場所で新たながん細胞のかたまりを作って，さらに増殖します。これを「転移」といいます。肺がんの場合，リンパ節，脳，肝臓，副腎，骨などに転移を起こしやすいことがわかっています。

● がんの発生要因

　肺がんは喫煙との関連が大きく，タバコを吸う人の肺がんになるリスクはタバコを吸わない人に比べて男性で 4.4 倍，女性で 2.8 倍と高くなります。また，タバコを吸わない人でも，周囲のタバコの煙を吸うこと（受動喫煙）によって発症するリスクが高くなることもわかっています。タバコ以外の要因として，職業や環境による要因〔石綿（アスベスト），ラドン，ヒ素，クロム，PM2.5 など〕や慢性閉塞性肺疾患（COPD），間質性肺炎，肺がんの家族歴や既往歴などがリスクを高めると考えられています。

　がんの原因になる遺伝子の傷は，さまざまな外的な要因や，もともとのひとりひとりのなりやすさによって起こると考えられています。しかし，いきなりがんになるのではなく，何段階かの遺伝子変化を経て，がん化するとされています。正常な細胞が，前がん病変からしだいに悪性化してがんに変わり，転移のしやすさも遺伝子変化によって影響を受けます。遺伝性腫瘍のように生まれつき遺伝子変化がある場合は，もともと遺伝子変化をもっているため，より早い段階でがんになりやすく，肺以外の臓器でもがんが起こりやすくなります。

　このように，がんの発生する仕組みにはさまざまなものがあり，特定の原因が明らかでないことも多くあります。

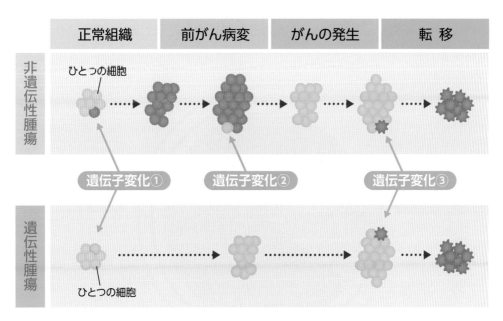

図　がんの多段階発がん

Q 2 肺がんの種類はいくつかあるのでしょうか

A

　がん細胞が集まったかたまりをがん組織といいます。がん組織などを顕微鏡で検討する学問が病理組織学です。肺がんの病理組織分類には，世界保健機関（WHO）分類や日本肺癌学会分類などがあります。いずれでも，肺がんは10種類以上に分けられていますが，頻度の高いものとして腺がん，扁平上皮がん，小細胞がんが知られており，そのほかはまれな肺がんです（**図**，**Q10** 参照）。まれな肺がんの中で，大細胞がんは以前は頻度の高い肺がんとして知られていましたが，近年手術検体のような大きな組織でのみ診断されることになり，頻度は大きく低下しています。

　病気のひろがりや症状の出方，治療の効きやすさなども，この病理組織の種類によって少しずつ違います。したがって，気管支鏡検査などでがん組織を採取して，どの種類の病理組織に分類されるかを決定することが非常に重要です。病理組織の分類は，腺がんが過半数を占め，扁平上皮がんが約3割，小細胞がんが約1割といった割合になります。喫煙との関連が大きいのは，扁平上皮がんと小細胞がんです。また，肺がんは治療の効きやすさや進行速度の違いから，小細胞がんとそれ以外の非小細胞がんに大別することになっています。さらに薬剤の効果や副作用の違いから，非小細胞がんを扁平上皮がんとそれ以外の非扁平上皮がんに分けることもあります。

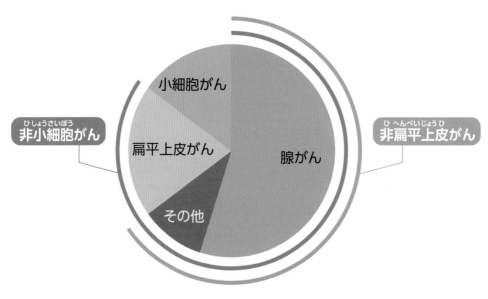

図　日本における肺がんの病理組織分類

Q3 肺がんになるとどのような症状が現れるのですか

A

　肺がんの症状には，一般的な呼吸器疾患でもみられる咳，痰，血痰，胸の痛み，動いたときの息苦しさ，発熱などがあります。しかしながら，肺がんができた場所や大きさによっては症状がほとんど出ないこともあり，この症状があれば肺がんに違いないというものはありません。

　これとは別に，呼吸器の症状がなくても，転移による症状がきっかけで肺がんが見つかることも少なくありません。たとえば，頭痛，ふらつき，麻痺，肩や背中の痛み，声がかすれる，顔がむくむなどは，一見，肺がんとまったく関係がない症状のようですが，転移した肺がんにみられることがある症状です。

　肺がんでよくみられる呼吸器症状は，咳と痰です。風邪でもないのに2週間以上咳が長引く，あるいは血痰がある場合は医療機関を受診することをお勧めします。発熱が5日以上に長引く場合も同様です。気道にできたがんが気管支をふさぐことで閉塞性肺炎を起こしていることがときとしてあります。肺炎だと思って治療していたら肺がんであったということもあるので注意が必要です。

　動いたときの息苦しさや動悸は，肺がんが大きくなって肺や心臓の機能に影響を及ぼすようになっている場合，肺や心臓の周囲に水がたまったため（それぞれ胸水，心嚢水といいます）肺や心臓が圧迫されている場合などが考えられます。胸の痛みは，胸水や心嚢水が貯留している，あるいはがんが肋骨や神経にひろがったときにみられる症状です。一方，がん以外の肺疾患，食道疾患や心臓疾患など，ほかの病気でもよくみられる症状でもあります。

　頭痛，ふらつき，麻痺は，肺がんが脳に転移して，ある程度の大きさになると現れる症状ですが，脳血管障害で一般的にみられる症状でもあります。

　肩や背中の痛みは，肺がんが骨に転移するなどして，周辺の神経にひろがったときに現れる症状です。声がかすれるのは嗄声と呼ばれ，声帯を動かす反回神経に肺がん自体が及ぶ，あるいは，リンパ節転移が神経を圧迫した場合に気づく症状ですが，声帯ポリープや喉頭がんでもみられる症状です。

繰り返しになりますが，症状のみから肺がんを診断することは不可能です。いろいろな検査を追加して肺がんを確定することになります。詳しくは **Q6** を参照してください。

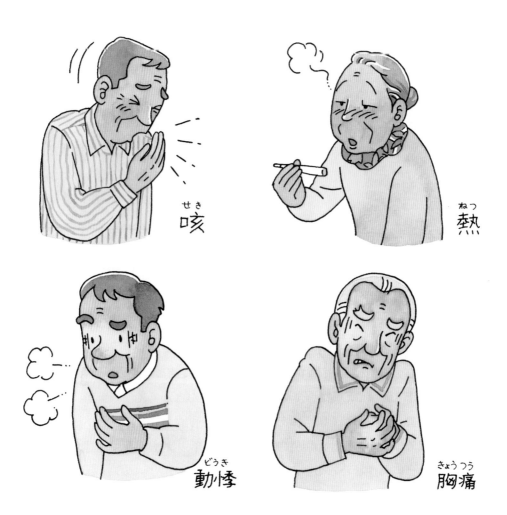

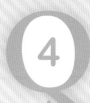

Q4 肺がんが転移しやすい場所と症状について教えてください

A　肺にがんができると，まず発生した場所で増殖します。その後，周囲の組織に侵入したり，がん細胞が血液あるいはリンパの流れに乗ってほかの臓器にひろがったりします。肺は全身から血液が集まる臓器で二酸化炭素を放出し新たに酸素を受けとるガス交換の場です。これとは別にリンパ系という主に免疫機能を担うネットワークも張りめぐらされているので，肺にできたがんはほかの臓器にひろがりやすいと考えられています。がん細胞がたどりついた臓器で定着することを転移といいます（**Q1**用語解説参照）。転移したがんが小さいうちは画像検査で見つかることがありますが，症状がないことがほとんどです（無症候性転移）。転移による症状は，肺がんが転移した場所と，その大きさによって変わってきます。

　血液を介した転移を血行性転移，リンパの流れを介した転移をリンパ行性転移といいます。これとは別に，もともと発生した場所でそのまま増大し，近隣の臓器に病変がじわじわひろがることがありますが，転移ではなく浸潤といいます。

　血行性転移の頻度が高いのは，同側や反対側の肺，骨，脳，肝臓，副腎（腎臓の上に左右ひとつずつある）などです（**図1**）。リンパ行性転移では，肺がんは最初に近くのリンパ管に侵入した後，リンパの流れに乗って，次のリンパ節に転移しま

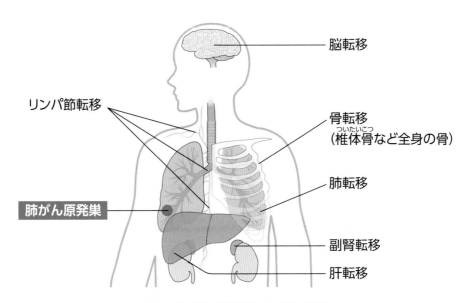

脳転移

リンパ節転移

骨転移
（椎体骨など全身の骨）

肺転移

肺がん原発巣

副腎転移

肝転移

図1　肺がんが転移しやすい場所

す。つまり病変の一番近いリンパ節，肺門リンパ節，縦隔リンパ節，反対側のリンパ節の順にひろがります（**図2**）。

　自覚症状がないまま知らないうちに転移したがんが大きくなっていて，突然症状として現れ肺がんと診断されることもあります。たとえば骨に転移した場合には転移した場所に痛みが起こることがあり，骨折をきたすこともあります（病的骨折）。とくに背骨などに転移した場合，骨折により脊髄を圧迫し，手足の麻痺にいたることがあります。

　脳に転移すると，頭痛や吐き気のほか，脳卒中のような症状や，けいれん発作を起こすことがあります。脳を包む膜にがんがひろがると，意識がぼんやりする，頭痛や吐き気といった髄膜炎のような症状が出ることもあります。肝臓に転移した場合には黄疸が出ることもあります。

　肺を覆う胸膜にがんがひろがると，胸に水がたまって息苦しさを感じるようになることがあります。また，心臓の周囲に水がたまると息苦しくてあお向けで寝ることができないというような症状が出る場合もあります。

　転移については無症状であっても，画像検査などによる定期的なチェックが必要です。転移の検査は，がん治療と同時に行うことも，また治療の合間にも行うことが可能です。検査方法は**Q11**，転移したがんの治療法については**Q54，55**を参考にしてください。

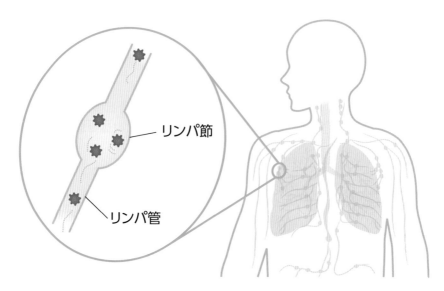

リンパ節

リンパ管

図2　リンパ行性転移

第2章

肺がんの診断に
必要な検査

Q5 健康診断あるいは検診結果が「要精査」「病院で検査を受けるように」となっていました。どうすればよいでしょうか

A

　健康診断や検診で，「肺がんが否定できない」「肺がんを疑う」という判定だった，あるいは「昨年の検査と比較して所見に変化があった」などX線などの画像所見で胸に異常な影が見つかると，「要精査」と判断されます。これらは症状の有無にかかわらず"治療を必要とする病気のサインである可能性"あるいは"治療を必要としないからだの変化"である可能性があります。

　いずれの場合にも「要精査」と判断されます。検診では病気を見落とさないように少しでも異常と思われる所見があれば「要精査」と判定するため，治療を必要としない変化も多く含まれます。したがって，病院での精密検査を受けると，最終的に「異常なし」と診断されることが多いのですが，当然のことながら「肺がん」と診断される場合もあります。せっかく検診を受けて肺がんである可能性を指摘されているのですから，必ず病院で精密検査を受けることが大切です。腫瘍マーカーなどの血液検査結果に関しては**Q9**を参考にしてください。

　精密検査を受ける病院は，かかりつけ医に呼吸器専門医がいる医療機関を紹介してもらうことをお勧めします。受診の前に地域の病院や画像センターでのCT撮影を依頼してもらうことも可能です。まずは，かかりつけ医に相談してみましょう。受診の際は，これまでの検査結果や画像データを持参して診察を受けることをお勧めします。

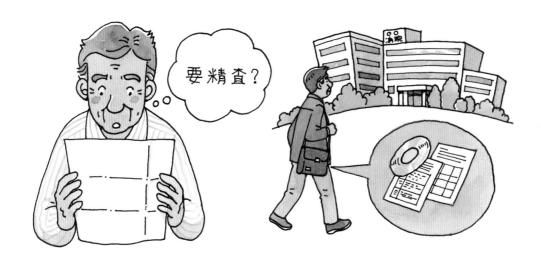

Q 6 肺がんかどうかを調べるための検査について教えてください

❶ 生検と病理診断

　肺がんの見つかり方は人それぞれ異なります。何らかの症状があり，胸部 X 線を撮って肺に異常な影が見つかる場合もありますが，ほかの病気で医療機関にかかっていて，たまたま胸部 X 線や CT を撮って見つかる場合もあります。また，検診のときに撮影した X 線写真で異常を指摘されることもあります。PET/CT（Q11 参照）を含めて胸部 X 線や CT などの画像検査で，肺に異常な影が見つかっただけでは，まだ肺がんが疑われている段階であり，診断は確定していません。診断を確定させるには，肺の異常な場所（病変）から組織の一部をとり出して（これを生検といいます），採取した細胞を顕微鏡で観察し，がんであることを確認すること（これを病理診断といいます）が必要です。

❷ 生検方法

　細胞を採取するのは，肺から行うことが多いですが，肺の外にたまった水（これを胸水といいます（Q56 参照））が肺の病気の影響でたまっていると考えられる場合には，胸水を採取することもあります。また，からだの表面近くに肺がんの転移と考えられる病変がある場合には，その部分から採取することもあります。痰が出せれば，痰の中にがん細胞が混じっていて，診断がつくこともあります。こうしたからだの負担が少ない方法で細胞を採取するのが基本ですが，必要に応じて手術を行って細胞を確認することもあります。現在は肺がんと診断がつくと，さまざまな遺伝子の検査を行い治療する「個別化医療」（Q68 参照）を行うことがありますが，こうした検査には少し多めのがん細胞が必要です。また，血液の中にがん細胞から漏れ出た遺伝子を調べることで肺がんの性質を診断できる場合もあります（これをリキッドバイオプシーといいます）。

　組織や細胞を採取するために行う検査として，気管支鏡検査，経皮的針生検，胸腔鏡検査などがあります。肺がんが疑われている段階で，組織や細胞を採取するために最も多く行われているのは気管支鏡検査です。

❸ 気管支鏡検査

　気管支鏡は上部消化管内視鏡（胃カメラ）を細くしたような内視鏡で，口や鼻から気管・気管支へと挿入します。通常は喉や気道にスプレーのような道具で粘膜の麻酔をかけて（これを局所麻酔といいます）から気管支鏡を挿入します。細胞の採取を行うなど検査時間が長くなる場合には，このほかに痛みを抑える薬や眠たくなる薬を注射で使うことがあります（鎮静や静脈麻酔といいます）。検査中の記憶がなくなることもあり苦痛を軽減しますが，検査後に直ちに車の運転はできません。気管支鏡検査は外来で行うこともありますが，入院で行う場合もあります。主な合併症は，出血，気胸（肺に穴があいてしぼんでしまう状態のこと），発熱などがあります。出血は生検を行うと少なからず起こりますが，数 mL の出血に収まることが多いです。ただ，普段から脳血管や心臓の病気に対して血液がサラサラになる薬（抗血小板薬，抗凝固薬，抗血栓薬）を服用している方は，そのまま生検をすると大きな出血になる可能性があり大変危険です。生検を行う場合には，これらの薬は通常中止としてもらいます。中止している期間は血栓ができる危険性が高くなりますので，これらの薬を処方している医師に，薬剤の中止が可能か確認する必要があります。気胸は発生しても安静のみで改善する可能性がある一方，空気の漏れが多い場合には，からだの表面からチューブを入れて，漏れ出た空気をからだの外に出さなければならないこともあります。気管支鏡は肺の中から組織を採取するほか，超音波で確認しながら肺の入り口近くにあるリンパ節から組織を採取する（EBUS-TBNA といいます）ためにも行われます。また近年，気管支鏡下で病変を局所的に凍結させてから採取する検査法が可能となりました。クライオ生検といいます。通常の検査と比べ，より大きな組織を採取できますが，一方で出血や気胸

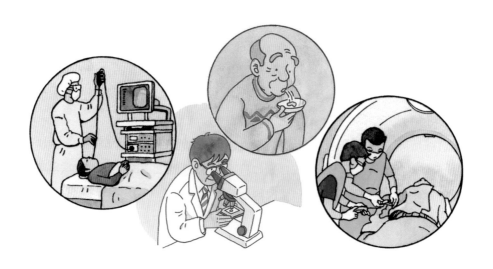

などの合併症のリスクが高くなります。検査の詳細については担当の医師と相談ください。

❹ 経皮的針生検

　経皮的針生検は，超音波，X線透視やCTを用いながら，針をからだの表面の外から刺し込み，病変から細胞や小さい組織を採取する方法です。一般的にからだの表面に近い病変に対して行います。内視鏡をのみ込む際の苦痛はありませんが，合併症として，気胸の発生する頻度が気管支鏡よりも高いです。また出血が気道のほうに流れ込むと喀血（肺出血）が起こることがあります。頻度は低いですが，肺と胸壁との間のスペース（これを胸腔といいます）にがん細胞がひろがってしまうこと（これを播種といいます）が報告されています。さらに頻度はとても低いですが，針の穴から空気が血管の中に入り，血管をつまらせてしまう空気塞栓という状態も起こり得ることが知られています。

　一般に，生検を行ってから病理診断の結果が出るまでには数日から2週間の時間を要しますので，検査後直ちに診断が確定するわけではありません。

参考情報

↗ 「気管支鏡による検査，治療について」Q＆A（改訂版）
http://www.jsre.org/modules/general/index.php

Q7　経過観察といわれましたが大丈夫でしょうか

A

　高精度の CT 装置の普及によって，肺の中に直径数 mm 程度の小さな結節（影）や，薄く淡い影（すりガラス陰影）が多く見つかる機会が増えました。このような小さな結節やすりガラス陰影の中には，肺がんの可能性がある病変も含まれます。また，良性病変が強く疑われるものの完全に肺がんが否定できない病変もあります。

　画像検査の結果，肺がんが疑われる場合，気管支鏡検査や CT ガイド下生検，胸腔鏡での組織診断に進みます。しかしながら，結節（影）のサイズが 1 cm に満たない場合には，病変を取り出すことは難しく，たった数 mm 大の組織を取り出すために全身麻酔で肺を切除することも必要となるかもしれません。実際には患者さんの身体的負担と病変の大きさを考慮して組織診断を実施するか判断します。

　サイズが小さくて良性病変の可能性もある場合には，経過観察を行い，途中で病変が大きくなってきた場合は，がんの可能性があるため組織診断を行うかを検討します。なんとか病変を取り出したものの，小さすぎてがんの診断ができないこともあるため慎重に検討します。診断にいたらなかった場合にも，検査後は定期的に CT などを撮影して病変のサイズや性状に変化が生じないか確認し，再度組織診断を実施するか検討していくことになります。

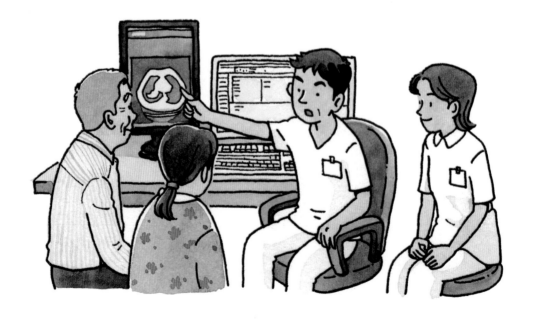

定期的に経過観察を続けることで，結節が大きくなる，あるいは性状が変化してきた場合には，速やかに組織診断に移ることができます。また病変が消失するなどして，明らかな良性の所見が得られたときには観察終了となります。

　観察期間中にほかの部位に病変が現れることもまれにあります。担当医が観察期間終了と判断するまでは，その病変が肺がんである可能性がありますので，定期的に検査を受けることをお勧めします。

Q8 検査による被ばくが心配ですが大丈夫でしょうか

A

　肺がんの診断・治療には放射線を使った検査は欠かせません。治療が終わった後の経過観察の期間も同じです。

　放射線を用いた検査には，X線を用いた検査（胸部X線写真，CTなど）や放射性同位元素を用いた検査（PET/CT，骨シンチグラフィなど）があります。MRIは磁気を使うので被ばくの心配はありません。

　放射線を用いた医療行為による被ばくを「医療被ばく」といいます。参考のため**表**に1回の検査で被ばくする線量（実効線量）の目安をまとめます。

　放射線には，有益な面と有害な面があります。私たち医療者が患者さんに検査をするときは，患者さんにとって明らかな利益があるときです。そして，医療被ばくの量をできるだけ少なくするように工夫して検査をします。したがって，検査を受けても大きな問題はありません。患者さんが，検査によるわずかな被ばくを恐れて，適切な医療を受けることができなくなることは避けなくてはいけません。検査による被ばくが心配なときは，担当医に検査の必要性をしっかりと聞いてみましょう。

表　1回の検査で被ばくする線量（実効線量）

検　査	実効線量（ミリシーベルト）
胸部X線撮影	0.02〜0.07
CT撮影	5〜30程度
核医学検査	0.5〜15程度
PET/CT検査	2〜20程度

参考情報

環境省ウェブサイト　放射線による健康影響等に関する統一的な基礎資料
https://www.env.go.jp/chemi/rhm/r4kisoshiryo/r4kiso-02-05-12.html
身の回りの放射線

Q9 血液検査だけでがんかどうかはわからないのでしょうか〜腫瘍マーカーなど〜

A

　現時点では，血液検査だけで肺がんと診断することはできないため肺がんの診断を目的とした腫瘍マーカーの測定は勧められません。

　血液検査でがんかどうかを調べるときに腫瘍マーカーが測定されることがありますが，腫瘍マーカーの特徴として，実際にがんがなくても異常値を示す（偽陽性^{ぎようせい}），あるいは，がんがあっても数値が正常（偽陰性^{ぎいんせい}）というようなことが多々あります。肺がんの代表的な腫瘍マーカーには CYFRA，CEA，ProGRP，NSE などがありますが，組織型や病期によって検出率が異なることが知られています。

　腫瘍マーカーが活用されるのは肺がんと診断された後です。具体的には治療効果の目安，経過観察中の再発を疑うときの参考値となるなど補助的役割を果たします。

　将来的には血液中にがん細胞由来の遺伝子が流れ出ているかどうかを調べるなどの検査が可能になるかもしれませんが，少なくとも，いま肺がんにかかっているか，あるいは将来的に肺がんになりやすいかどうかということを血液検査では確定できません。肺がんの診断では画像診断や組織診断が必須になります。

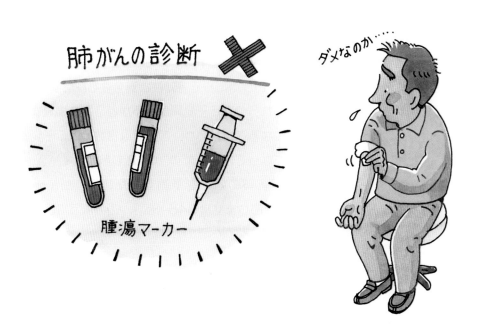

肺がんの診断 ✕
腫瘍マーカー

ダメなのか……

Q10 細胞や組織を詳しく調べることで何がわかるのでしょうか

A

　病気の部分（病変）から組織を一部採取する検査（生検）を行って，がん細胞が確認されると初めて「肺がんである」という診断が確定します。

　肺がんは，顕微鏡で見るがんの顔つき（病理組織学的な特徴）によって，大きく４つのタイプに分けられます。小細胞がん，腺がん，扁平上皮がん，大細胞がんです。小細胞がんは，転移しやすく，進行が速い代わりに，抗がん剤（細胞傷害性抗がん薬）による治療（化学療法）や放射線療法の効果が得られやすいので，以前からほかの３つの型とは治療方針が分けられています。そのほかの３つの組織型は，通常，非小細胞がんと呼ばれます（**Q2** 参照）。

　肺がんと診断がつくと，それぞれの組織型によって勧められる治療方針が異なるため，とくに小細胞がんなのか非小細胞がんなのかの区別は重要です。また，近年は治療薬を選択する際に，がん細胞の遺伝子を調べることがあります。これは，がん細胞がどんどん分裂し，がん組織が大きくなっていく原因となる遺伝子の異常があると，それを抑える薬剤の使用が可能となったためです。肺がんで最も多く見つかる遺伝子の異常は EGFR 遺伝子変異です。ほかに ALK 融合遺伝子，ROS1 融合遺伝子，BRAF 遺伝子 V600E 変異，MET 遺伝子変異，KRAS 遺伝子 G12C 変異，HER2 遺伝子変異，RET 融合遺伝子，NTRK 融合遺伝子などがすでにわが国で薬剤の使用が可能となっている遺伝子の異常です。そのほかにも遺伝子の変異はいくつも知られていますが，薬剤の開発が途中のものもあり，そうした薬剤の治験（開発中の薬剤を企業が臨床試験というかたちで有効性と安全性を評価するもの）が行われているものもあります。これらの遺伝子変異があるかどうかを検査するためには，特殊な遺伝子検査が必要になることがあり，最近では複数の遺伝子変異をまとめて調べることができるようになってきています（**Q12** 参照）。

　また，免疫チェックポイント阻害薬の効果を予測するために，がん組織のPD-L1 タンパクの検査を行うことがあります（**Q45** 参照）。このように，治療方針の決定のためにがん細胞や組織を詳しく調べるのです。

Q 11 肺以外も調べるのですか～病期診断のための検査～

A

　肺がんに対する治療の方針は，肺がんのひろがりの程度を表す臨床病期（ステージ，**Q28** 参照）に応じて決定します。臨床病期の評価のためには，肺を含む胸部の臓器を調べるのはもちろん，肺以外の全身の臓器を調べる必要があります。

❶ CT 検査（図1）

　CT 検査は肺がんの検査として欠かせない検査です。CT 検査は X 線検査を発展させたもので，からだの断面や立体的な像を撮ることができます。がんの大きさや場所，リンパ節転移の有無，腹部臓器への転移の有無（腹部超音波検査を使用することもあります）などを評価します。

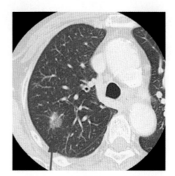

図1　胸部CT画像
矢印は肺がんの病変を示しています。

❷ MRI 検査（図2）

　MRI 検査は，磁気の力（磁力）を利用することで，からだの内部を画像化する検査です。主に脳転移や骨転移の状態を詳しく知るために行われます。CT 検査と比べて検査時間が長く，検査中は大きな音がします。また，磁力を利用するため，検査室への金属の持ち込みは禁止されており，ペースメーカーなど体内に金属を入れている人は検査を行うことができるか確認が必要です。

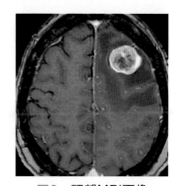

図2　頭部MRI画像

❸ PET/CT 検査（図3）

　PET/CT 検査は，アイソトープ（放射性物質）を目印としてつけたブドウ糖に類似した物質を静脈に注射し，その取り込みの分布を撮影することで全身のがん細胞を検出する検査です。がん細胞は分裂増殖が盛んなため，正常な細胞よりも多くのブドウ糖を必要とします。そのため，ブドウ糖に放射性物質をつけた薬を注射すると，どこに薬が集まっているかをみることでがんの大きさや場所，リンパ節転移

の有無に加え，脳以外の臓器への転移を評価することができます。

❹ 骨シンチグラフィ（図4）

骨への転移を調べるアイソトープ（放射性物質）を用いた検査です。放射性物質を目印としてつけた，骨の代謝が活発な部分に集まる性質をもつ薬剤を静脈に注射して，その取り込みの分布を調べます。PET/CT 検査ができない場合に，骨転移を調べる目的で使用されることがあります。

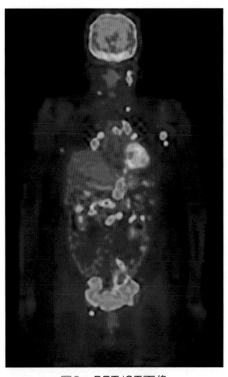

図3　PET/CT画像

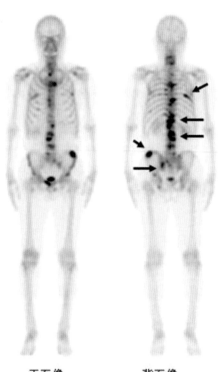

正面像　　　　背面像
図4　骨シンチグラフィ画像

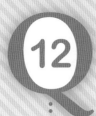

Q12 ゲノム医療，プレシジョンメディシン，がん遺伝子パネル検査という言葉をニュースなどで見かけるのですが，私にも関係あるでしょうか

A

　ゲノムとは，遺伝子をはじめとした遺伝情報全体を意味し，からだを作る設計図にあたります。

　ゲノム医療もしくはプレシジョンメディシンとは，ある特定の遺伝子異常・ゲノム異常（EGFR 遺伝子変異や ALK 融合遺伝子など）により分類された「がん」に，それぞれの異常に応じた適切な薬剤投与を行う医療を意味します。非小細胞肺がんの治療方針はゲノム医療，プレシジョンメディシンの考え方を用いて判断され，その際に使用される薬剤は，がん細胞のタンパク質や遺伝子を標的として攻撃する分子標的治療薬（Q43 参照）が中心となります。そして，その標的を見つける検査として「がん遺伝子パネル検査」があります。がん遺伝子パネル検査はがん細胞の特徴をゲノム解析によって幅広く調べ，がんと関連する多数の遺伝子の状態を一度に確認する検査で，肺がんの診断時に行うものと，標準治療が終了，あるいは終了見込みになった際に行うものがあります。診断時の検査は承認された薬剤の選択のために行われ，後に行われる検査は承認された薬剤のみでなく，確認された遺伝子異常をもとに参加できる可能性のある臨床試験・治験の有無を調べる目的で行われます。しかしながら，遺伝子異常が見つからない，もしくは承認された薬剤が存在しないなどの理由で，後者のがん遺伝子パネル検査の結果が実際にがん治療に役立つ患者さんは多くありません。胸腺がんなどではマイクロサテライト不安定性（マイクロサテライトという遺伝子の特定の領域の異常）を調べ，その結果に基づいてペムブロリズマブの治療を行うかどうかを検討する目的や，その他の治療の適応を検討するためにがん遺伝子パネル検査を行うこともあります。

　後者のがん遺伝子パネル検査は 2019 年に保険承認されましたが，がん遺伝子パネル検査を行うべきか否か，またがん遺伝子パネル検査を行うタイミングや検査を受けられる病院*などについては，担当医とよく相談してください。最近は血液でも検査できるようになりました。

　以上より，ゲノム医療，プレシジョンメディシン，がん遺伝子パネル検査は，あなたにも関係のある事項です。

がん遺伝子パネル検査は，国が指定したがんゲノム医療中核拠点病院・拠点病院・連携病院で実施されます。あなたが受診中の病院が指定病院でない場合でも，各地域の指定病院で検査を受けることができます。担当医とよく相談してください。

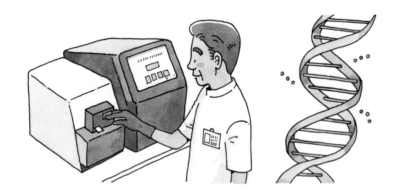

第3章

肺がんと診断されたら，
まず知って欲しいこと

 **Q 13** とにかく不安で，何から考えてよいか わかりません。どうすればよいでしょ うか

 A

　がんと告げられて衝撃を受けることは無理もありません。ショックは計りしれないことでしょう。「もしかしたらがんかもしれない」と，がんの疑いについて告げられることでも，不安になるのは正常なこころの反応です。「どうして自分が」「まさか自分ががんのはずがない」「頭が真っ白になった」「何も覚えていない」という人もたくさんいます。怒りがこみ上げてきたり，気持ちが不安定になったり，食欲がなくなったり，眠れなくなったり，何もやる気が起こらないといった状態になることもあるかもしれません。

　このように，病気のことについて告げられるストレスは，とても大きなものですが，不安や落ち込みは，ある程度は通常の反応であり，自然なことです。そうなったからといって，すぐに問題になるというわけではありません。

　多くの患者さんでは，2週間ほどでこころが落ちついてきて，これからのことについて整理できたり，見通しを立てて前向きな気持ちになっていきます。

　一方で，ひどく落ち込んで何も手につかない状態が長引いたり，日常生活に支障をきたすようであれば，適応障害やうつ状態かもしれません。このような場合には，専門的な診療が手助けになります。

　こころの悩みへの対応について，いくつか大切な内容をご紹介します。より詳しく知りたい・読んでみたい場合には参考情報をご覧ください（p42 参照）。

❶ つらい気持ちを押し込めず，伝えてみましょう
—— 自分や周囲を責めるのはやめましょう

　がんになったのは誰のせいでもありません。理由や原因を考えるよりも，今の状況を受け入れて，これからの生き方を考えることによって，今後の生活をより自分らしくしていくことができます。心配ごとや不安をそのまま自分だけで押しとどめるのではなく，誰かに伝えることを考えてみましょう。

❷ 話すことで，気持ちが少し軽くなります
—— こころの中にあることを，親しい人にありのままに話してみましょう

　「つらい」「不安だ」といった気持ちを自分の中にため込まないで，家族や親しい

人に話してみましょう。涙を流しても構いません。心配をかけたくないからといってためらう方もいますが，大切な人にこそ，率直な気持ちを伝えてみましょう。身近な人に話すことが難しいときには，担当医や看護師などの医療者やがん相談支援センター（**Q23** 参照）の相談員に話を聞いてもらうのもよいでしょう。がん相談支援センターは電話でも対面でも話すことができます。話すことで，落ち込んでいる気持ちが少し軽くなるでしょう。

❸ 医療者とよく話し合える関係を作りましょう
── 対話を重ねて，信頼関係を築いていきましょう

　病状や治療のことについて，あなたの病状を最もよく理解しているのは，担当医や看護師です。一方で，あなたの自覚症状（息苦しさや痛みなど）や，困っていること，心配ごとなどはあなたにしかわかりません。納得しながら治療を進めていけるように，治療やこれからのことについて率直に話し合える関係を築いていくことが大切です。日常の人間関係と同じように，医療者とも何度か顔を合わせていく間に，お互いに人柄や考え方がわかってきて，自然に信頼関係が築かれていくはずです。

❹ 信頼できる情報を集めましょう
── なかには信頼性の乏しいものもあります。情報源を確認しましょう

　病気や治療のこと，これからの生活やお金のこと，利用できる制度のことなど，信頼できる情報を集めましょう。病気や治療のことは，本やインターネットで情報を得ることができますが，情報源の信頼性について注意しながら役に立つ情報を集めましょう（**Q20, 21** 参照）。本書「患者さんと家族のための肺がんガイドブック」では，肺がんに関する正しい情報を網羅していますので，ぜひ調べてみてください。

❺ メモを活用して，書きとめておきましょう
── 書くことで疑問点や不安，希望などが整理できます

　あらかじめ疑問や不安なこと，希望などをメモに書きとめておくことで，自分が何を大切にしたいのかをはっきりさせ，疑問点を整理することができます。メモにしておけば，限られた診察の時間でも要領よく質問でき，聞き忘れることを少なくできます。疑問点をうまく伝えられなければ，そのメモを担当医に示しながら質問するのもよいでしょう。家族や親しい友人と話し合うときにも参考になります。病状・診断・治療・副作用・費用・これからの生活・仕事・家族との関係など，どの

ようなことでも構いません。その場では解決できなくても，不安を減らすヒントやきっかけにつながることがあります。

● 参考情報

　がんといわれて不安なとき，医療者と良い関係を作りたいとき，話し合うときのコツ，信頼できる情報源について，役立つ情報を紹介します。

参考情報

 がんと診断されたあなたに知ってほしいこと
https://ganjoho.jp/public/dia_tre/anatani_shitte_
hoshiikoto/index.html
（国立がん研究センター　がん情報サービス）
がんと診断されたときに，これからの生活を考えるなかで参考にしていただきたい情報として，向き合い方，相談できる場所，医療者との対話のヒント，情報探しのポイントなどがまとめられています。

 患者必携　がんになったら手にとるガイド　普及新版
https://ganjoho.jp/public/qa_links/book/public/
hikkei02.html
（国立がん研究センター　がん情報サービス）
がんと診断されたときに手にとって読んでいただきたい情報を，患者さん・家族の視点で取りまとめたものです。こころの支えのこと，対話のヒント，診療や治療のこと，生活や療養のことなど，幅広い内容がまとめられています。書籍（手帳つき）を書店で購入することもできます。

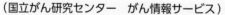

 がん診療連携拠点病院などを探す
https://hospdb.ganjoho.jp/kyoten/kyotensearch
（国立がん研究センター　がん情報サービス）
全国各地の「がん診療連携拠点病院」に設置されている「がん相談支援センター」には，がん患者さんや家族，地域の方も利用できる相談窓口があります。がん相談支援センターでは，専門の相談員が，がんに関わるさまざまな質問や疑問，心配ごとなどの相談に対応しています。相談には料金はかかりません。対面のほかに，電話やFAX，メールでの相談に対応しているところもあります。その病院にかかっていなくても相談できます。

がん情報サービスサポートセンター

https://ganjoho.jp/public/institution/consultation/
support_center/guide.html

（国立がん研究センター　がん情報サービス）

0570-02-3410（ナビダイヤル），03-6706-7797

受付時間：平日 10 時～ 15 時（土日祝日，年末年始を除く）

がんに関する心配ごとや知りたい情報を電話で相談できます。がん患者さんや家族に必要な情報について「がん情報サービス」の内容をもとに相談を受けることができます（相談は無料ですが通話料金は利用者負担となります）。

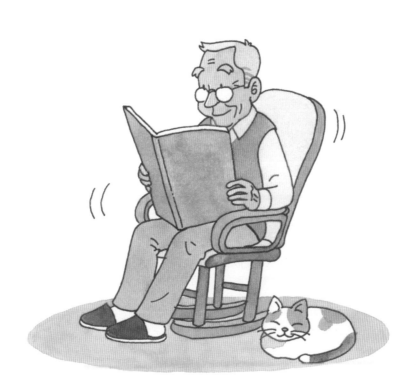

Q 14 良い病院の選び方はあるでしょうか

　肺がんの治療実績があり，標準治療を基本とし，そのうえに新しい標準治療を生み出すための臨床試験や治験を推進している病院をお勧めします。国が指定している「がん診療連携拠点病院」は，質の高いがん診療を行う医療機関として，定められた基準とがん治療に必要な設備が確保されています。都道府県によっては，同等あるいは準拠した基準をもとに独自に拠点病院を指定していることもあります。病院ごとに特徴や診療体制に違いがあります。ウェブサイトなどで公開されている治療実績や，がん情報サービス（**次頁**参照）での診療体制や実績，担当診療科などの情報をもとに，お近くの医療機関に関する情報を調べることができます。

　手術の場合，手術の件数や，担当する診療科（呼吸器外科，胸部外科，外科など），手術前後のリハビリテーションなど関連する情報が参考になります。がん薬物療法〔抗がん剤（細胞傷害性抗がん薬）・分子標的治療薬・免疫チェックポイント阻害薬などによる治療〕の場合は，実施件数や担当する診療科（腫瘍内科，臨床腫瘍科，呼吸器内科，内科など）の情報をみるとよいでしょう。外科，内科，放射線科など複数の診療科で定期的な検討会（カンファレンス，キャンサーボードと呼ばれます）を開き，連携しているか，専門医がいるか，などが参考になります。ただし，これ

用語解説

がん診療連携拠点病院
　国のがん対策の一環として，質の高いがん診療を全国どこにお住まいの方でも受けられるように，がん診療の体制や実績などをもとに，国が指定している病院です。がん専門医，放射線治療医，放射線治療施設，緩和ケア，がん相談，がん登録，医療安全などの要件を満たしています。都道府県によっては独自に拠点病院を指定しているところもあります。

医療ソーシャルワーカー
　社会福祉の立場から，経済的，心理的，社会的な問題の軽減・解決を目指して，各種制度の利用や社会復帰支援，自宅療養のための環境整備などの支援を行います。

がん専門薬剤師
　がん薬物療法についての専門的知識をもった薬剤師です。抗がん剤（細胞傷害性抗がん薬）の投与量が安全かつ適正かを確認し，調剤します。また治療の内容をわかりやすく説明したり，副作用が軽減できるように支援しています。

がん看護専門看護師
　がん患者さんの看護の専門的知識・技術をもった看護師です。患者さんの理解や意思決定を助け，療養生活でのあらゆる不安や悩みの相談窓口になり，患者さんと家族を支えます。抗がん剤投与時の安全および副作用の出現に気を配っています。

らの内容によって，優劣を決めたり，単純に比較できるわけではありませんのでご注意ください。また，一般病院の中にも，特定のがんに優れた治療実績を有しているところがあります。お住まいの地域については，かかりつけ医に相談するとよいでしょう。最寄りのがん相談支援センター（**Q23** 参照）に相談することもできます。肺がんの治療では，繰り返し入院したり定期的な通院が必要となる場合があります。ただ単に大きな病院というだけで遠方の病院を選ぶよりも，ご自身や家族が実際に通えるかどうかを考慮に入れて選ぶことも大切です。

　より良い医療の提供には，医師，薬剤師，看護師，医療ソーシャルワーカーなどの多職種によるチーム医療が不可欠であり，拠点病院ではそれらの人材育成も行っています。がん薬物療法に際しては，がん薬物療法専門医やがん治療認定医，がん専門薬剤師，がん看護専門看護師などによるチーム医療で，患者さんが満足できる療養生活がおくれるように支援します。

● 参考情報

　病院を探すときや，医療機関の体制や肺がんを担当している診療科を探すときに参考になる情報をご紹介します。

参考情報

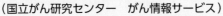 がん診療連携拠点病院などを探す
https://hospdb.ganjoho.jp/kyoten/kyotensearch
（国立がん研究センター　がん情報サービス）

都道府県，がんの種類，治療（外科治療・薬物療法・放射線療法など）の体制に応じて，がん診療を担当する診療科，実績や専門医療職についての情報が得られます。がん相談支援センターについての情報も探すことができます。

担当医と話し合うときに，聞くべきこと，準備すべきことはありますか

A がんの治療を考えるうえで大切なことは，がんの状態を知ることです。咳や痰，息苦しさなどの白覚症状のほかにも，気になっていることがあれば担当医に伝えましょう。診察に続いて，がんの大きさ，性質，ひろがりを把握するためのさまざまな検査が行われます。検査が続き，診断結果が出るまで時間がかかることもあります。その後，担当医から検査の結果や診断について説明がなされます。検査や診断についてよく理解し，記録しておくことは，治療やこれからの過ごし方を考えていくうえで大切です。

不安や心配ごとがあるときは，我慢しないで伝えましょう。**Q13** の内容も参考になります。

❶ 医療者と話し合ってみましょう

病状や治療のことについて，あなたの病状を最もよく理解しているのは，担当医や看護師です。わからないことがあれば遠慮せずに尋ねてください。詳しく話を聞きたいときは，相談のための時間を割いてもらいましょう。通常の外来診察の時間では，ほかに多くの患者さんもあり，ゆっくり相談できない場合もあるでしょう。①担当医の空いている別の時間に予約する，②入院時，退院時に詳しく説明を受ける，などで対応できることもあります。じっくり話を聞くことによって，病気のこと，治療のこと，生活のことなど，これからのことをより深く理解できるでしょう。

❷ 聞いておくこと，聞いたこと，わからないことはメモにしておきましょう

あらかじめメモを用意しておくことで，自分が何を聞きたいのかをはっきりさせ，疑問点を整理することができます。メモにしておけば，短時間でも要領よく質問でき，聞き忘れることを少なくすることができます。一回の診察ですべてを聞く必要はありません。新しく疑問に思うことがあるかもしれません。こうしたこともメモしておくと，次の診察のときに伝えることができます。何度か話し合うことによって，治療の希望や大切にしたいことなどについて，うまく伝えることができるようになるでしょう。

❸ 質問リストを参考にしましょう

　がんの治療方針は，がんの性質，大きさやひろがり，ご本人の体調や身体機能，治療への積極性や希望などによって変わってきます。担当医からの説明も，これらの項目に沿った内容です。あらかじめ質問リストを作っておくと，質問したいことや説明を受けたことをわかりやすくまとめることができます。

質問リストの例

・肺がんの種類は何ですか？（腺_{せん}がん・扁平上皮_{へんぺいじょうひ}がん・小細胞_{しょうさいぼう}がんなど）

・がんはどこにあって，どのくらいひろがっていますか？（病期はどの程度ですか？）

・ほかにどのような検査が必要ですか？

・私が受けることのできる治療にはどのようなものがありますか？

・どのような治療を勧めますか？　ほかの治療法はありますか？　その治療を勧める理由を教えてください。

・痛みやつらさに対してどのような対応ができますか？

・治療を選んだときに起こり得る合併症，副作用，後遺症について教えてください。それに対する治療や対処法はありますか？

・これまでどおりの生活を続けることはできますか？（食事，仕事，家事，運動，性生活などへの影響はありますか？）

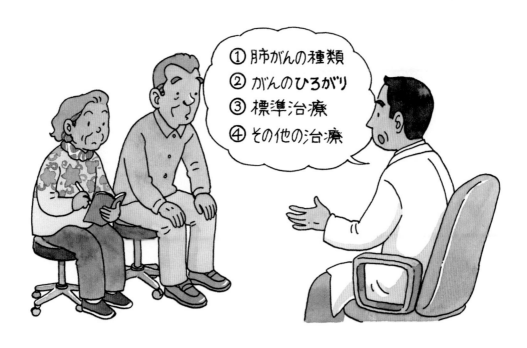

①肺がんの種類
②がんのひろがり
③標準治療
④その他の治療

❹ 信頼できる情報をあらかじめ集めておきましょう

　あなた自身が肺がんについて大まかな予備知識をもっていると，担当医の説明を理解しやすくなります。国立がん研究センターのウェブサイトや肺がんに関する冊子などでは，信頼できる情報源や，患者さん向けの肺がん情報が提供されているので，あらかじめ読んでおくとよいでしょう。

　なお，肺がんの診断，治療方法は日々進歩しています。インターネット上で提供されている情報が常に最新のものというわけではありませんので，目安（参考）とするのがよいでしょう。

● 参考情報

　医療者との対話のヒントや，肺がんについて知りたいとき，質問リストやメモをまとめるときに参考になる情報をご紹介します。

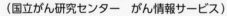

　🔗 肺がん
　https://ganjoho.jp/public/cancer/lung/index.html
　（国立がん研究センター　がん情報サービス）
　肺がんの基礎知識，診療の流れ，検査や治療のこと，治療後の療養生活などについて，わかりやすくまとめられています。

　🔗 患者必携　がんになったら手にとるガイド　普及新版
　https://ganjoho.jp/public/qa_links/book/public/hikkei02.html
　（国立がん研究センター　がん情報サービス）
　「がんと診断されたらまず行うこと」「医療者とよい関係をつくるには」などの章で，対話のヒントや質問リストの例がまとめられています。

　🔗 日本肺癌学会ウェブサイト　一般の皆さまへ
　https://www.haigan.gr.jp/modules/ippan/index.php?content_id=21
　患者さんのための肺がんガイドブック（WEB 版）など，患者さんや一般の方向けの情報や市民公開講座の記録などを掲載しています。

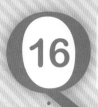

Q16 治療法はだれがどのように決めるのですか

A

　治療を誰がどのように決めていくのか？　いきなり問われても，どうすればいいのか困った方も多いのではないでしょうか。がんにかかることは，初めての方が多いはずです。こうすればいい，という経験を持っている方は少ないでしょう。そして，がんはやはり大病。見通しも立てづらく，不安になります。途方に暮れることもあるかもしれません。しかし，これからどうやって治療を決めていくのかを考えることは，がんとどう向き合っていくのかと同じことです。3つの方法を一つずつ紹介します。ぜひ自分に合った方法を見つけてください。

　①情報を十分得て，自分で決める
　患者が自分で主体的に意思決定を行います。患者は医師からだけではなく，積極的に広く情報を収集します。したがって，情報量は多くなります。
　インフォームドデシジョンモデルと言われます。

　②医療者や家族と十分相談しながら決める
　医師と患者・家族が話し合い，ともに意思決定する方法。医師は意思決定に必要な情報をできる限り提供します。複数の選択肢や，それぞれの利益（ベネフィット）と不利益（リスク）が提供され，患者側が選択肢を選ぶ理由も共有されて，医療者は意思決定のパートナーとなります。
　シェアードデシジョンモデルと言われます。

　③医療者や家族など信頼できる人に決めてもらう
　従来行われてきた専門家主導の父権主義的な方法。父親が子どものために良かれと思って，子どもの意向をあまり聞かずに意思決定することから来ています。医師が情報提供する量は少なくなりがちです。
　パターナリズムモデルと言われます。

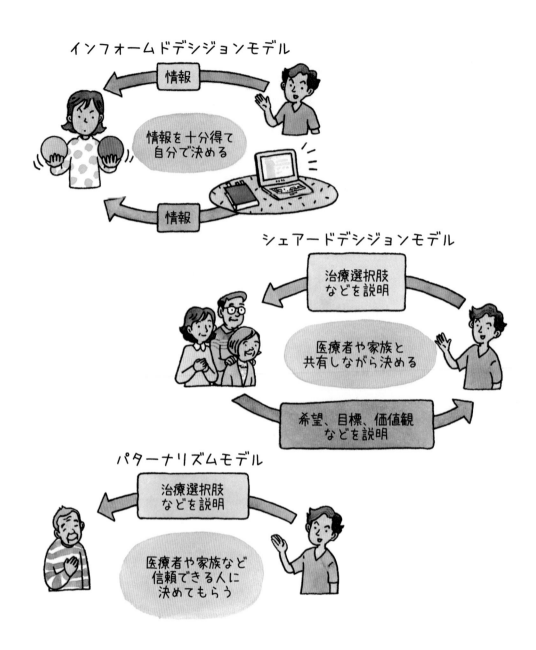

インフォームドデシジョンモデル

情報

情報を十分得て
自分で決める

情報

シェアードデシジョンモデル

治療選択肢
などを説明

医療者や家族と
共有しながら決める

希望、目標、価値観
などを説明

パターナリズムモデル

治療選択肢
などを説明

医療者や家族など
信頼できる人に
決めてもらう

　いかがでしょう。自分に合いそうな治療の決め方がありましたか？

　基本，どれを選んでも，医師はその意思を尊重し，最善の治療を提案，一緒に進んでくれます。

　どれでも好きな方法を選んでいただきたいと思います。

　しかしながら，一点だけお願いしたいことがあります。

　3つの方法，どれを選んだとしても，あることだけはしてほしいのです。

　それは…「自分の価値観・大切にしていること」を医療者と話してほしいのです。

例えば，仕事がとても大切で，続けたい場合，そのことを伝えてください。医療者は，その仕事ができるよう，一緒に考えてくれます。料理人や，ピアノの先生が患者の場合，副作用で手先のしびれが起こりやすい薬を避けてくれます。

　医療者は患者・家族の大切にしていることを奪ってしまわないか，とても恐れています。そしてそれは，患者から医療者に伝えることで避けることができます。必ず，あなたから伝えてください。話しにくければ，看護師，薬剤師，相談支援センターなどたくさんの支えてくれる人がいます。その方々に話してみてください。

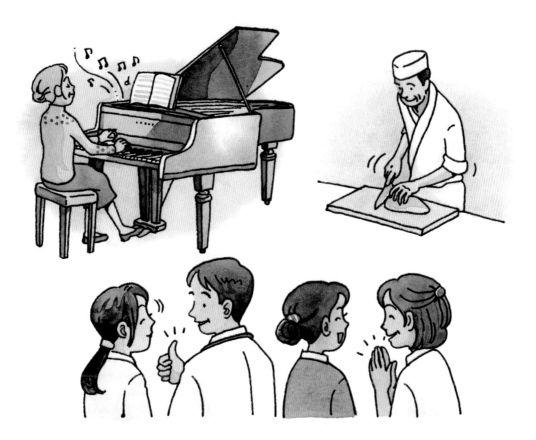

　あとから振り返り，治療を納得するものに変えることはできません。むしろ振り返ったとき，選んだ治療が最善だったなと思えることが重要です。話し合いをためらわないでください。話し合うことで患者はがんとの向き合い方を見つけ，医療者はあなたらしい人生を送ることを応援することができます。

参考文献：
患者中心の意思決定支援　中山和弘　岩本貴
これからのヘルスリテラシー　中山和弘
清水哲郎＆臨床倫理プロジェクト　臨床倫理エッセンシャルズ　2016年春版

17 現在の治療方針でよいのか不安です。別の病院に相談できないでしょうか

〜セカンドオピニオン〜

A

　現在の治療方針で不安な場合は，担当医以外の医師から意見を聞く「セカンドオピニオン」をお勧めします。肺がん診療を専門に行っている施設，肺がん治療の専門医にセカンドオピニオンを求めるのがよいでしょう。お近くのがん診療連携拠点病院を中心に検討してください。

❶ セカンドオピニオンの受け方

　病院が決まったら，担当医にセカンドオピニオンの希望をお伝えください。紹介状や画像などの資料を準備してもらえます。この費用は健康保険で認められています。セカンドオピニオンでは相談のみで診療は行いません。費用は受ける病院によって異なります。60分を限度に2〜4万円程度です。病院のウェブサイトで確認するとよいでしょう。

　セカンドオピニオンを受ける場合は，現在の担当医から病状および勧められる治療法について説明を受け，理解しておくことがまず必要です。病状が緊急を要するのか，セカンドオピニオンを受ける余裕があるのかを把握しましょう。大切なことはセカンドオピニオンを受ける目的を明確にしておくことです。たとえば，①診断が正しいかどうかを確認したい，②現在の病院での治療方針が適切かどうかを確認

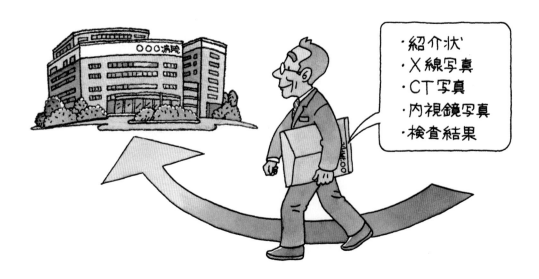

・紹介状
・X線写真
・CT写真
・内視鏡写真
・検査結果

したい，③現在の病院で説明された治療法以外に選択肢はないか聞きたい，④今後の病状の見通し（予後）について知りたい，などが考えられます。治療に対する希望（なるべく手術は受けたくない，など）を含めて聞きたいことをメモして持参するとよいでしょう。最近は治療のガイドラインなどが作成されていますが，個々の患者さんの希望などは十分には考慮されていません。セカンドオピニオンでは，肺がん以外の基礎疾患（持病）やそのほかの状況，治療の希望を含めてご相談ください。

❷ セカンドオピニオンを受ける際の注意点

　注意点は，担当医や受診中の病院の悪口を言わないことです。担当医や現在診療を受けている病院に対する苦情や要望は，その病院の相談窓口を通じて病院管理者などへ伝えましょう。セカンドオピニオンでは，自分自身の今後をどうすべきかに意識を集中するようにしましょう。

　担当医にセカンドオピニオンの希望を伝えるのは気が引けると感じる方も多くいらっしゃいます。セカンドオピニオンは制度として定着していますし，担当医にとっても専門医やほかの医師の意見を聞くことは参考にもなります。資料の準備，紹介状の作成費用は保険診療として認められています。ただし，資料の準備には時間がかかりますので，いつ頃準備ができるかを尋ねてください。その場でもらうような要求は避けましょう。

　また，セカンドオピニオンはほかの医師の意見を聞くことであり，転院（病院を変えること）とは異なりますので，ご留意ください。転院の場合は，転院のための病院・医師間の連携と合意が必要です。

Q18 治療にかかる費用が心配です。使える制度などがあれば教えてください

治療の内容により医療費が高額になることがありますが，患者さんの所得や年齢により医療費負担の軽減が可能です。

❶ 高額療養費制度

医療費の負担を軽減するために，第一選択肢となるのは「高額療養費制度」です。高額療養費制度は，年齢や所得に応じて定められた1カ月（暦月）あたりの自己負担限度額（**表1，2**）を超えた場合に，超えた分が2〜3カ月後に払い戻される制度です（**図**の④高額療養費）。

高額療養費制度を利用する場合は，以下の条件に該当する必要があります。

①暦月ごと（月の1日から末日まで）の計算

②同一の医療機関で支払った医療費が対象（歯科は別計算）

③外来と入院は別計算

④入院した際の食事代・差額ベッド代などの保険適用外の費用は対象外

※なお，高額療養費制度は2年前までさかのぼって請求することが可能

また，69歳以下の方は限度額適用認定証を医療機関の窓口に提示することで，1カ月（1日から末日まで）の請求金額は自己負担限度額となり，前述した払い戻しの手続きは不要となります。なお，限度額適用認定証の交付対象となるのは70歳未満，70歳以上で年収370万円以上，住民税非課税世帯の患者さんです。それ以外の方は健康保険証の提示にて，自己負担限度額（**表2**）までの請求となりますので，ご安心ください。

❷ 障害年金

障害年金は，20歳以上65歳未満の方が，病気や怪我により日常生活に介助が必要な状態となったり，仕事の休職や復職を繰り返す等，生活や仕事が制限されるようになった場合に，要件を満たしていれば受給できる可能性があります。

障害年金の申請には，下記の用件を満たしている必要があります。

①初診日（申請の原因となった病気や怪我について，初めて医師または歯科医師の診療を受けた日）に公的年金（国民年金または厚生年金）に加入していること

表1　高額療養費制度における自己負担限度額（69歳以下の場合）（2023年9月時点）

区　分	自己負担限度額	4回目以降[※]
年収約1,160万円～	252,600円＋ （総医療費－842,000円）×1％	140,100円
年収約770～ 約1,160万円	167,400円＋ （総医療費－558,000円）×1％	93,000円
年収約370～ 約770万円	80,100円＋ （総医療費－267,000円）×1％	44,400円
～年収約370万円	57,600円	44,400円
住民税非課税世帯	35,400円	24,600円

※直近12カ月間にすでに3回高額療養費の支給を受けている場合には，4回目以降の自己負担限度額が
　さらに引き下げられます。

表2　高額療養費制度における自己負担限度額（70歳以上の場合）（2023年9月時点）

区　分		自己負担限度額		4回目以降
		外　来	入　院	
現役並み	年収約1,160万円～	252,600円＋ （総医療費－842,000円）×1％		140,100円
	年収約770～ 約1,160万円	167,400円＋ （総医療費－558,000円）×1％		93,000円
	年収約370～ 約770万円	80,100円＋ （総医療費－267,000円）×1％		44,400円
一般	年収156～ 約370万円	18,000円 （年間上限 144,000円）	57,600円	44,400円
非課税等 住民税	住民税非課税世帯Ⅱ	8,000円	24,600円	24,600円
	住民税非課税世帯Ⅰ		15,000円	

同一医療機関などにおける自己負担（院外処方代を含む）では，上限額を超えないときでも，同じ月の複数の医療機関などにおける自己負担額を合算できます。ただし，69歳以下の場合は21,000円以上の場合に合算することができます。この合算額が負担の上限額を超えれば，高額療養費の対象となります。

表1，2の出典：厚生労働省ウェブサイト　高額療養費制度を利用される皆さまへ
http://www.mhlw.go.jp/stf/seisakunitsuite/bunya/kenkou_iryou/iryouhoken/juuyou/
kougakuiryou/index.html

┌──────── 薬剤費 500,000円（10割）────────┐

①保険給付（7割） 350,000円	②自己負担（3割） 150,000円	③保険外負担 （診断書作成費など）

④高額療養費 67,570円	⑤自己負担限度額 82,430円

図　支給される高額療養費（2023年9月現在）

薬剤費のみを対象として概算を示しているものであり，通院に関わる診療費や検査費などは含まれていません。また薬剤費についても投薬量により異なります。

表3 障害の程度と対象と公的年金の種別

障害の等級	障害の程度	対象者
1級	他人の介助を受けなければほとんど自分の用が足せず，活動の範囲が病院ではベッド周辺，家庭では室内に限られるような方	国民年金厚生年金共済年金加入者
2級	必ずしも他人の介助は必要ないが，日常生活が極めて困難で，活動の範囲が病院では病棟内，家庭では家屋内に限られるような方	
3級	労働が著しい制限を受けるかまたは労働に著しい制限を加えることを必要とするような状態である方であり，日常生活にほとんど支障はないが，労働については制限がある方	厚生年金共済年金加入者のみ

表4 年金受給額

例）障害基礎年金の年金額（2023年4月分から/国民年金加入中の方）

障害の等級など	対象	年金額（年）
1級	67歳以下の方	993,750円＋子の加算額
	68歳以上の方	990,750円＋子の加算額
2級	67歳以下の方	795,000円＋子の加算額
	68歳以上の方	792,600円＋子の加算額
子の加算額	2人まで	1人につき228,700円
	3人目以降	1人につき76,200円

※子の加算額はその方に生計を維持されている子がいるときに加算されます。

表3，4の出典：日本年金機構ウェブサイト
https://www.nenkin.go.jp/service/jukyu/shougainenkin/jukyu-yoken/20150514.html

②障害認定日に障害等級の状態に該当していること（**表3**）

原則，初診日から1年6カ月経過した日となりますが，在宅酸素療法を開始した場合には，開始日が障害認定日として認められるなど，例外もあります。

③保険料の納付要件を満たしていること

なお，受給できる年金額は，初診時に加入している公的年金の種別や障害の程度，配偶者や子といった家族状況により，金額が異なります。例として国民年金加入中の方が障害年金を受ける場合の年金額をお示しします。（**表4**）

❸ そのほかの制度

高額療養費制度以外にも，就労中の方が病気療養のために休業した際に支給される傷病手当金（**Q19**）など，患者さんや家族の加入している保険や所得に応じて，①医療費助成制度，②所得保障制度，③生活保障制度で構成される社会保障制度が

表5 経済的負担を軽減する制度

	制度名	申請窓口	対象者・申請時期
医療費・介護費の負担軽減	高額療養費制度	健康保険組合	【対　象】医療保険による1カ月の医療費自己負担額が基準額を超えた場合 【交付内容】一定額を超えた分が払い戻される 【備　考】状況により，限度額適用認定証・多数該当・院外処方合算も申請可能
	高額医療・高額介護合算制度	各市町村介護保険窓口	【申請時期】毎年8月から1年間の医療保険と介護保険の自己負担額の合計が，基準額を超えた場合 同一世帯に，医療保険と介護保険の自己負担額が一定額を超えた場合 【交付内容】基準額を超えた分が払い戻される
所得の保障	傷病手当金	加入している健康保険	【申請時期】連続する3日間を含む4日目以降も出勤困難であった場合 【対　象】雇用保険の被保険者 【交付内容】1日あたり，標準報酬日額の3分の2に相当する額。支給期間は支給開始日から通算して1年6カ月に達するまで
	障害年金	年金事務所または市町村	【申請時期】原則，初診時から1年6カ月経過後 【主な対象】在宅酸素療法・治療の副作用による倦怠感，体重減少などの全身衰弱など 【交付内容】身体状況および加入年金により，支給額が決定
生活の保障	生活保護	各市町村福祉事務所	【申請時期・対象】ほかの制度を利用しても，生活費が生活保護法で規定する最低生活費に満たない場合

整備されています（**表5**）。

　なお，これら社会保障制度は法改正に伴い，内容が変更になることがありますので確認が必要です。最近では，仕事と治療の両立の観点から，2022年1月に傷病手当金の支給要件の改正が行われました。従来の支給期間は「支給開始日から1年6カ月」（共済組合を除く）でした。支給期間中に治療が一段落して出勤し給与が支払われた場合も，その期間も支給期間に含まれることになり，1年6カ月を過ぎてから再度，同一の病気により仕事に就けなくなっても，傷病手当金を受給することはできませんでした。今回の改正後は，支給期間が「仕事を休んで実際に支給を受けた期間を通算して1年6カ月まで」に変更されました。

　ご自身に適した制度について詳しくお知りになりたい場合は，遠慮なく病院の「医療相談室」や「がん相談支援センター」の医療ソーシャルワーカーにお声かけください。

● **参考情報**

より詳しい情報・最新の情報については下記を参照ください。

参考情報

↗ 厚生労働省ウェブサイト　高額療養費制度を利用される皆さまへ
https://www.mhlw.go.jp/stf/seisakunitsuite/bunya/
kenkou_iryou/iryouhoken/juuyou/kougakuiryou/
index.html

↗ 全国健康保険協会ウェブサイト　医療費が高額になりそうなとき
https://www.kyoukaikenpo.or.jp/g3/cat310/sb3020/
r151/

↗ 日本年金機構ウェブサイト　障害年金（受給要件・請求時期・
年金額）
https://www.nenkin.go.jp/service/jukyu/shougainenkin/
jukyu-yoken/index.html

Q 19 治療を受けながら現在の仕事を続けたり，別の職場に就職することはできるでしょうか

A

がん治療を経験された方が，診断直後の気持ちを「診断直後は，自分が何に悩んでいるのか，何がわからないのかもわからない状態です。たくさんの〝どうすればいいの？〟が，実際の優先順位に関係なく走馬灯のように頭の中を流れてしまって，なかなか考えがまとまりませんでした」と振り返ることがあります。今まさに，あなた自身も「仕事はもう続けられないだろう」「お金はどうしよう」とさまざまな心配ごとが頭の中を駆けめぐっている状況かもしれません。

まず，お伝えしたいのは「がんと診断されても，すぐに仕事を辞めないで」ということです。がんの治療は，がんの部位によって方法も期間も，副作用も異なります。治療を受けることで，どのように生活や仕事に変化が生じるのかについて正しい情報を得てください。そのうえで，休職・復職にあたり必要な手続きを知りたい場合などは，遠慮せず，担当医や看護師，がん相談支援センターをご活用ください。今は，「仕事のことも病院に相談できる」時代です。病院で活動するサポーターも上手に活用しながら仕事と治療の両立を実現してください。

❶ 診断書が必要になったら

担当医に診断書の作成を依頼する際には，診断書提出の目的に沿った記載をお願いしましょう。診断書作成を病院事務経由で主治医に依頼する場合は，診断書作成の依頼書などに下記（**表**）の要点を添付しておくとよいでしょう。

表　診断書記載内容のポイント

ポイント1 休暇取得が目的の場合	・入院期間
	・入院前後に通院する頻度
	・外来化学療法の場合は，通院頻度や実施期間
	・外来化学療法実施後に副作用が強く出る可能性がある期間
	・そのほか，治療により生じ得る身体面の変化（どの程度か）
ポイント2 復職が目的の場合	・いつから復職が可能か
	・治療上やってはいけないこと，あるいは職場と共有し配慮が必要と考えること（例：薬の影響による運転業務の停止など）

出典：国立がん研究センター東病院ウェブサイト
　　　仕事とがん治療の両立お役立ちノート
　　　https://www.ncc.go.jp/jp/ncce/division/supportive_care_center/consultation/index.html

また，会社に所定の書式がない場合は，厚生労働省が作成した様式を活用するのもひとつの方法です。

なお，2018年より，ご本人と事業主・主治医が診断書等を用いて情報共有を行いながら仕事と治療の両立について計画を立てることについて公的医療保険が適用されました。公的医療保険の適用となるのは，事業所に産業医もしくは総括安全衛生管理者，衛生管理者，安全衛生推進者，保健師が所属しており，主治医と連携した場合に限られます。詳細は，がん相談支援センターにお尋ねください。

❷ 治療のために会社を休んだときに利用可能な制度

病気や怪我のために会社を休み，事業主から十分な報酬が受けられない場合に，その間の所得保障として「傷病手当金」が支給されます。対象となるのは，協会けんぽ，組合健保，共済組合等に加入している被保険者本人となります。

＜支給要件＞

以下の条件をすべて満たしたときに支給されます。

①業務外の事由による病気や怪我の療養のための休業であること（自宅療養の期間についても支給対象となります）

②仕事に就くことが難しいこと

③連続する3日間を含み4日以上仕事に就けなかったこと（連続する3日間を含めて4日以上仕事を休んだ場合に，その4日目から支給）

④休んでいる期間について給与の支払いがないこと（給与が支払われていても，傷病手当金の額よりも少ない場合は，その差額が支給されます）

＜支給期間＞

傷病手当金が支給される期間は，2022年1月1日より，支給を開始した日から通算して1年6カ月に変わりました。なお，2022年1月時点で傷病手当金の受給権がある方（2020年7月2日以降に傷病手当金の受給を開始した方）で，出勤に伴い不支給となった期間がある場合，その期間を延長して傷病手当金を受給することが可能です（**図**）。

＜支給金額＞

1日あたりの金額：支給開始日以前の継続した12カ月間の各月の標準月額を平均した額÷30日×3分の2

※支給開始日以前の加入期間が12カ月に満たない方の支給額は，次のいずれか低い額を使用して計算します。

①支給開始日の属する月以前の直近の継続した各月の標準報酬月額の平均

● **2021年末まで**

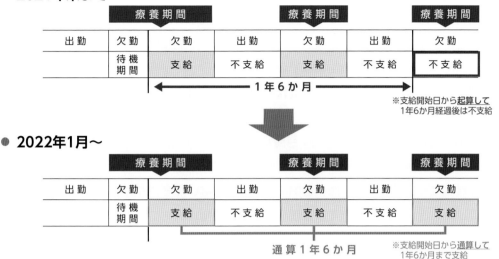

		療養期間		療養期間		療養期間
出 勤	欠 勤	欠 勤	出 勤	欠 勤	出 勤	欠 勤
	待 機 期 間	支 給	不 支 給	支 給	不 支 給	不 支 給

◄―――――――――― 1 年 6 か 月 ――――――――――►

※支給開始日から**起算して**
1年6か月経過後は不支給

● **2022年1月〜**

		療養期間		療養期間		療養期間
出 勤	欠 勤	欠 勤	出 勤	欠 勤	出 勤	欠 勤
	待 機 期 間	支 給	不 支 給	支 給	不 支 給	支 給

通算 1 年 6 か 月

※支給開始日から**通算して**
1年6か月まで支給

厚生労働省HP：令和4年1月1日から健康保険の傷病手当金の支給期間が通算化されます，より一部抜粋

図　傷病手当金支給期間の改正内容

②標準報酬月額の平均値

　例）30 万円：支給開始日が 2019 年 4 月 1 日以降の方

＜問い合わせ・申請窓口＞

　加入している各健康保険組合もしくは協会けんぽ，各共済組合になります。

❸ 復職に必要な手続きを確認しておきましょう

　復職に必要な手続きは職場ごとに異なります。職場によっては，診断書の提出後に産業医などの産業保健スタッフや上司との面談を設ける場合もありますし，面談を実施しない職場もあるようです。

　まずは，早めに，病気療養中の職員が復職する際の一般的な流れと，提出に必要な書類を確認しておきましょう。とくに診断書の作成は，医療機関により 2 週間程度の時間を要する場合があります。作成を依頼する際には，担当医（あるいは書類担当の事務）に，いつまでに診断書が必要か期日を伝えることも大切です。

❹ 働き方の変更を検討している方は

　現在，一部のがん診療連携拠点病院において「長期にわたる治療等が必要な疾病をもつ求職者に対する就職支援事業」が実施されています。具体的には，ハローワークの就職支援ナビゲーターが，がん診療連携拠点病院に定期的（例：2 週間に

１回）に出張し，就職支援ナビゲーターとがん専門相談員が協働して，患者さんの治療状況をお伺いしつつ，その体調や通院状況に配慮した求人情報の提供や調整を行っています。あわせて，就職活動応募書類の作成や面接の受け方のアドバイスはもちろん，以前とは異なった業種で働くことを希望している方には，その仕事の採用状況（景気動向）や職業訓練の情報をお伝えするなど，就職準備の支援も実施しています。

　なお，この事業は 2023 年 4 月時点で 47 都道府県の 272 病院，4 診療所，2 サロンに配置されています。すべての医療機関に配置はされていませんが，設置医療機関においては，その医療機関に通院していない患者さんからの相談にも対応していることが多いようです。上手に活用してください。

参考情報

厚生労働省ウェブサイト　治療と仕事の両立支援ナビ
https://chiryoutoshigoto.mhlw.go.jp/
職場と担当医との情報共有に用いる診断書の様式など

厚生労働省ウェブサイト　長期にわたる治療等が必要な疾病をもつ求職者に対する就職支援事業
https://www.mhlw.go.jp/content/11600000/001092359.pdf
事業実施安定所および連携先拠点病院等一覧

国立がん研究センター東病院ウェブサイト
働く世代のあなたに　仕事とがん治療の両立お役立ちノート
https://www.ncc.go.jp/jp/ncce/division/supportive_care_center/consultation/index.html
仕事を続けながら治療を受ける際に役立つ情報を掲載
（平成 29 年度厚生労働科学研究費補助金「働くがん患者の就労継続および職場復帰に資する研究」班作成）

全国健康保険協会協会けんぽウェブサイト
病気やケガで会社を休んだとき（傷病手当金）
https://www.kyoukaikenpo.or.jp/g3/cat310/sb3040/r139/
傷病手当金の概要が図解されています

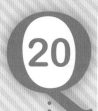

Q20 このガイドブックだけではもの足りません。どのように情報を集めればよいですか

A

　病気や医療に関する情報の集め方には「コツ」があります。自分にとって役に立つ情報を探すのは，意外と難しいものです。このガイドブックには，肺がん患者さんにとって役に立つ，信頼できる情報が集められており，肺がんと疑われたとき，診断されたとき，治療を受けるときなど，そのときどきに応じて有益な内容がまとめられています。一方で，インターネットでは，いくつかのキーワードを入力するだけで，たくさんの情報に簡単に触れることができます。しかし，なかには信頼性に乏しいものや，根拠が不完全なものがあります。健康や医療に関する情報の中には，自分に当てはまらないために過剰な期待や不安にさいなまれてしまう内容があるのが現状です。治療や今後の療養，生活についての方針を考えていくうえで，「情報を見きわめる力」を身につけるようにしましょう。

❶ 担当医は最大の情報源，話し合える関係を作りましょう

　あなたのがんの状態や治療に関して一番詳しいのは，担当医です。その意味で，担当医をはじめとして医療者は最大の情報源です。ご自身の状態，勧められる治療，ほかの選択肢，治療後のケアや生活についてなど，疑問や不安があるときは，なるべく早いうちに解消できるようにしましょう。担当医に質問しにくいことや，十分な時間をとれないときには，看護師やがん相談支援センターの相談員（**Q23** 参照）などに相談してみましょう。

❷ 知りたいこと，わからないことをメモにしてみましょう

　知りたい情報は何かについて，メモに書きとめてみましょう。時期によって必要とする情報の中身は変わってきます。また，「がんの治療」といっても，治療効果・副作用・後遺症・生活への影響・費用のことなど，さまざまな視点からの情報が必要になることがあります。これらを事前に書きとめておくことで，診察や相談，話し合うときに自分の思いや不安を伝えやすくなります。

❸ 情報源を確認，役に立つ情報を見きわめましょう

　国立がん研究センター「がん情報サービス」など，信頼できる情報源を活用する

ようにしましょう。複数の情報をひろい読みするより，国や公的機関，がんに関する学会などで複数の専門家によって作成された情報をじっくり読み込むことで，自分自身に当てはまる情報にたどりつくことができます。

❹ 良いことばかり書いてある情報や偏った情報に注意しましょう

特定の治療に誘導しようとしていないか，薬や食品などの企業による広告ではないかを確認し，効果を誇張したり，副作用がないことを強調したりしていないか，冷静な視点で見つめてみましょう（**Q21** 参照）。医療者や周りの人に，アドバイスを受けるのもよいでしょう。がん相談支援センターでは，情報を見つけるアドバイスを受けることもできます。

❺ 得られた情報をもとに，医療者や周りの人と話し合ってみましょう

集めて得られた情報をもとに，ご自分で取り入れて行動する前に，担当医や家族，周りの人と話し合ってみましょう。話し合うことで，自分の大切にしたいことや，不安なことについて相手に伝えることができ，お互いの理解につながります。すぐに解決できなくても，不安を解消するヒントやきっかけになるかもしれません。

● 参考情報

がんの診断や治療の流れ，療養生活での不安や悩みへの対応など，がんに関するさまざまな情報が紹介されています。

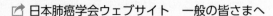

参考情報

⤤ がん情報サービス
https://ganjoho.jp/
（国立がん研究センター）

⤤ 日本肺癌学会ウェブサイト　一般の皆さまへ
https://www.haigan.gr.jp/modules/ippan/
index.php?content_id=21
患者さんのための肺がんガイドブック（WEB版）など，患者さんや一般の方向けの情報や市民公開講座の記録などを掲載しています。

㉑ インターネットには情報があふれていて，どれが正しいのかわかりません。良い情報，誤った情報を見分けるコツはありますか

　医療や健康に関する情報は，インターネット上にたくさんあります。役に立ち信頼できる情報がある一方で，自分に当てはまらない情報や，誤った情報も含まれるため，取り入れるには慎重になったほうがよいものがあります。治療や療養について，自分に取り入れてよいかどうかを判断する際には，治療に関する判断（意思決定といいます）を支援するために最適なお勧めできる内容としてまとめられている「標準治療」の考えが参考になります。

　標準治療とは，科学的根拠に基づいた視点で，現在利用できる最良の治療であることが示され，ある状態の一般的な患者さんに行われることが勧められている治療をいいます。臨床試験によって，多くの実際の患者さんで治療効果の評価が行われ，その結果に基づいて「標準治療」として勧められる治療が，これから治療を受ける患者さんに提案される，ということになります。

　治療についての意思決定に限らず，いくつかの視点で情報の「確からしさ」について冷静に見つめ直してみると，情報を見きわめるときの参考になるでしょう。

● 情報を見きわめる5つのヒント

1）どのような人を対象にした情報ですか，利用できますか？

　人の性格がひとりひとり異なるように，がんの病状や経過もさまざまです。情報の内容が，どのような人を対象としたものなのか，自分が利用できるものなのかどうかについて確認してみましょう。

2）別の選択肢と比較していますか？

　治療や療養の方針について特定の内容だけにかたよらず，選択できるように示されていると，どれを選ぶとよいか判断するときの参考になります。特定の治療に誘導しようとしていないか，確認しましょう。担当医やがん相談支援センターに相談することもできます。

3）効果について，臨床試験などの科学的根拠に基づく適切な方法で評価されていますか？

　個人の体験や意見ではなく，実際の多くの患者さんで効果や副作用について評価

がなされた情報をもとに，「標準治療」がまとめられます。細胞を用いた実験や動物モデルをもとにしたものは，仮説段階のものであり，そのまま人での治療に当てはめることはできません。実際の治療効果は臨床試験によって評価されます。

4）不利益や費用のことも含めて，バランスよく書かれていますか？

良いことばかり書いてある情報にも注意が必要です。副作用や後遺症，費用についてもバランスよく記載されているかどうか，確認しましょう。現在の治療とは別の医療について興味があるときには，必ず現在の担当医に相談しましょう。

5）見出しにも注目，冷静に内容を見つめ直してみましょう

効果があることや副作用がないことについて，過剰に強調していたり，体験談ばかりの情報は要注意です。あなたに当てはまるかどうかは，多くの同じ状況の患者さんを対象として行われ，効果や副作用について評価・検証がなされた臨床試験の結果などに基づいて検討されます。

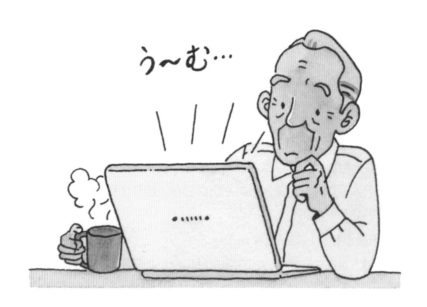

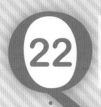

禁煙はしたほうがよいでしょうか

A

あなたは，なぜタバコを吸っているのでしょうか？　実は，喫煙という行為自体が，「ニコチン依存症」という病気なのです。脳の中のニコチン受容体がニコチンを求めて喫煙をしています。ニコチン依存症は保険診療で治療が可能ですので，ご自身で禁煙が難しい場合は，「禁煙外来」を受診しましょう。

タバコから発生する煙は，喫煙者が吸入する「主流煙」，呼気として吐き出される「呼出煙」，タバコの先端から発生する「副流煙」の3種類からなります。主流煙のごく一部は体内に入りますが，ほとんどが呼出煙として周囲の空気を汚染します。喫煙後45分くらいは喫煙者の呼気に有害物質が含まれます。喫煙者の周囲にいる人たちは，この呼出煙と副流煙を「受動喫煙」することになります。タバコ煙の有害物質には，約5,300種類の化学物質，約70種類の発がん物質が含まれています。世界保健機関（WHO）はタバコが原因で1年間に800万人以上が死亡すると報告しています。700万人は自身の喫煙で，120万人は受動喫煙が原因で命を落としているのです。喫煙は自分自身のみならず，周りの人々を傷つける行為であることをよく認識してください。

現在がんは死因の第1位で，約30%を占めます。肺がんはがん死亡の第1位で約20%です。20世紀前半からタバコの消費量が増えるにつれ，20〜30年遅れて肺がんで亡くなる方が増加してきました。肺がんの原因はタバコだけではありませんが，喫煙者だけでなく，受動喫煙によっても肺がんになる可能性が高くなることが明らかとなっています。

肺がんの治療においては，多くの呼吸器外科医はタバコをやめない患者さんの手術はしません。肺炎など手術後の合併症が増えるからです。化学療法や免疫療法においても喫煙を続けた場合は効果があがりにくくなります。放射線療法を行う場合も喫煙患者さんは命に関わる肺障害の危険性が増えてきます。禁煙をしない患者さんは，再発やほかのがんの発生も増加してしまいます。

なお，新型タバコとも言われる電気加熱式タバコにはニコチンが含まれており，使用者はニコチン依存症となります。紙巻きタバコに比べるとニコチン以外の有害物質の量が減る可能性はありますが，実際にどのような健康被害が生じるかはわかっておらず，肺がんになる可能性や手術後の合併症を減らせるかは不明です。

喫煙の最大の問題は，人生を楽しめなくなることです。早期死亡や経済的な困窮のみならず，喫煙の刹那的（一時的）快楽が人生の貴重な喜びを上回ってしまうのです。勇気を出して禁煙に踏み切りましょう。

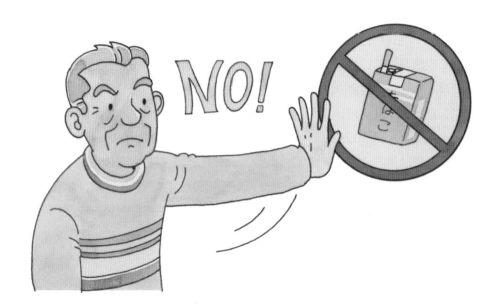

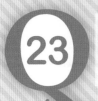

患者さんを支援するような仕組みや団体はあるのでしょうか

A

　2018年に実施された患者体験調査（国立がん研究センター）によると「がんと診断されてから，周囲から不必要に気を遣われていると感じている」という質問に「とてもそう思う」「ある程度そう思う」と回答した患者さんは12.3％，「周囲からのがんに対する偏見を感じる」と回答した患者さんは5.3％であったことが明らかになっています。

　このような孤立感の軽減に，同じ病気や似た境遇の方たちと語り合えるコミュニティーへの参加が有用であることは，すでに海外での研究で明らかになっています。しかしわが国では，いまだ地域性やがんに対する偏見により，自分ががんであることを自由に話すことができず，社会から孤立する場合があると指摘されています。

　このような患者さんの実体験をもとに，少しでも状況の改善をはかろうと整備が進められています。2007年に施行された「がん対策基本法」の全体目標には「すべてのがん患者とその家族の苦痛の軽減と療養生活の質の維持向上」が明記され，これを具体的に実現するために2012年に施行された「がん対策推進基本計画」

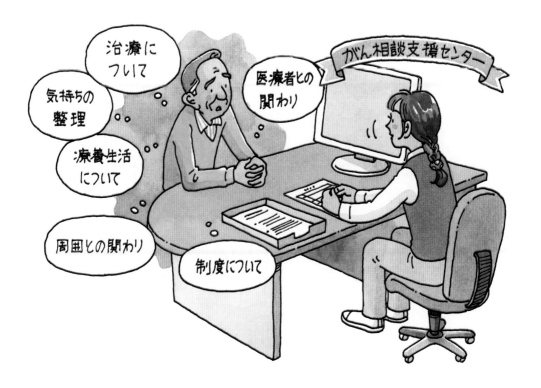

には，就労を含めた社会的な問題を把握していくことや，ピアサポーターの養成，医療者と患者会が協働してがん診療連携拠点病院で患者サロン開催を行うことなど，患者さんの社会生活への支援が明文化された経緯があります。

❶ がん相談支援センター

　がん診療連携拠点病院に設置されている「がん相談支援センター」は，患者さんや家族，および支える側の地域の医療福祉従事者から話を聞きつつ，がんに関する正しい情報を提供したり，患者さん同士の語りの場づくりをお手伝いしたりしています。最近では，働く世代のがん患者さんのために社会保険労務士やハローワークの職員といった医療以外の専門職とも協働して支援を展開しています。

　なお，がん診療連携拠点病院で治療を受けていない患者さんや家族でも利用が可能ですので，気軽に声をかけてください。

❷ がん体験者による支援（患者会やピアサポーターズサロン）

　「不安な気持ちを誰かに聞いてもらいたい」「同じ体験者ならわかってくれるだろうな，この不安，このつらさ，この迷い…」「ほかの患者さんはどうやって乗り越えたんだろうか」といった気持ちが生じたときには，地域で活動している患者会やがん診療連携拠点病院で開催されているピアサポーターズサロンに参加することを

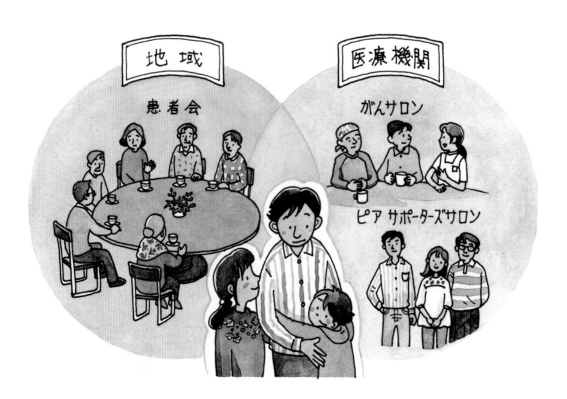

お勧めします。

　ピアサポートのピア（peer）とは，仲間，同僚，同等という意味をもち，ピアサポートとは，よく似た体験をもつ者同士が助け合うことを意味します。患者会では，同じような体験をした者同士の交流だからこそ得られる深い共感があったり，療養上のさまざまな困難に対処するための具体的な情報の入手，前述したような孤立感の解消や安堵感が得られるといった意義があるといわれています。

　お住まいの地域で開催されている患者会やサロンの情報についてお知りになりたい場合は，がん診療連携拠点病院のがん相談支援センターあるいは下記の患者団体などに問い合わせてください。

参考情報

🔗 **がん診療連携拠点病院などを探す**
https://hospdb.ganjoho.jp/kyoten/kyotensearch
（国立がん研究センター　がん情報サービス）
全国各地の「がん診療連携拠点病院」に設置されている「がん相談支援センター」には，がん患者さんや家族，地域の方も利用できる相談窓口があります。がん相談支援センターでは，専門の相談員が，がんに関わるさまざまな質問や疑問，心配ごとなどの相談に対応しています。相談には料金はかかりません。対面のほかに，電話やFAX，メールでの相談に対応しているところもあります。その病院にかかっていなくても相談できます。

🔗 **地域のがん情報**
https://ganjoho.jp/public/institution/prefectures/index.html
各都道府県が発行しているがんの療養に関するする冊子やがん関連情報（患者サロン含む）サイトへのリンクが掲載されています。

🔗 **全国がん患者団体連合会（全がん連）ウェブサイト**
http://zenganren.jp/

　がん治療が生活にもたらす影響は多岐にわたっており，医療者だけですべての問題を解決することは困難です。皆さんのより良い療養生活の実現には，"医療のことは医療者に，生活の工夫は体験者から知る"という視点をもち，先に歩む体験者の声を聞くことも大きな支えになります。診察室以外の支援の場も積極的に活用しましょう。

　現在，わが国では子育て中のがん患者さんが全体の約24％を占めることが明らかになっています。子育て中の方ががんの診断を受けたとき，多くの方がご自身の治療のこと以上に，小さなお子さんの世話や病気のことをどこまで伝えるかなど，お子さんに関わる心配が頭をよぎったと話されます。

　お子さんに親のがんのことをどう伝えるべきかを考えるとき，「親ががんだとわかったらショックでふさぎ込んでしまうのではないか」「余計な心配をかけたくない」という思いがあるかもしれませんが，お子さんは親の様子をみて，いつもと違う何かが起きていることに気づくものです。お子さんも大切な家族の一員として状況を伝えてみてください。それがお子さんの安心感につながるはずです。

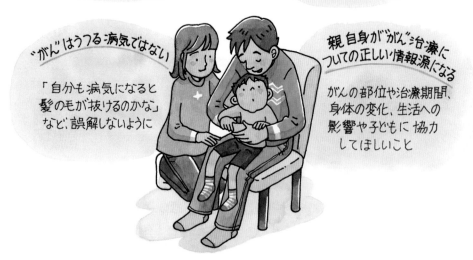

図　親が"がん"と診断されたとき，子どもにどう伝えるか

参考：MDアンダーソンがんセンター．Kids Need Information Too：KNIT（子どもだって知りたい）

お子さんに親のがんのことを伝える方法については，国内外でさまざまな研究が行われ手法が示されています。ひとつの例として，アメリカの MD アンダーソンがんセンターで作成された，がん患者さんの子どもを支援するプログラム「KNIT（ニット，Kids Need Information Too）」をご紹介しますので，参考にしていただければと思います（**図**）。

　また，お子さんと同様の理由で高齢の親御さんやパートナーへ伝えることを迷う方も少なくありません。伝えるべきか否かという視点に立つとき，正解といえることはありませんが，大切なのは「伝えるのに遅すぎる早すぎるはない」ということ，もし家族から聞かれたときには「嘘はつかない」ことです。

　なお，お子さん，親御さん，パートナーという立場にかかわらず，ご自身のがんのことを伝えた後は，相手にお願いしたいことを言葉で伝えるようにしましょう。ご自身にとって大切な存在＝相手にとってもあなたは大切な存在です。がんという事実を知った後は，「何かできることはないか」「どうやって声をかけたらよいのだろうか」と戸惑うことでしょう。だからこそ，「今日は抗がん剤治療を受けた日だから，横になっていたい」「洗濯物を取り込んでほしい」「重いものを運ぶのを手伝ってほしい」などと具体的なことを伝えてみてください。それぞれが自分にできることを知り，役に立てることは，周りの方たちにとって，大きな気持ちの支えになるはずです。

Q25 子どもが欲しいのですが，がんになっても可能でしょうか

A　がん治療は生殖機能に少なからず影響を与え，生まれてくる子どもの先天的な異常の原因になることも報告されています。がん治療の中でも薬物療法は自然妊娠が難しくなることがあり，将来子どもをもちたいと願う世代の患者さんには，治療を始める前に，妊娠する能力あるいはその機能（妊よう性）を温存するための医療※を受けることをお勧めします（※生殖医療は自費診療となります。自治体によっては補助制度を設けています）。

　年齢が若い肺がん患者さんにとって妊よう性の温存は重要な問題です。この数年の間にがん治療を担当する医療者側にも「患者さんのがんおよび全身状態とがん治療が生殖細胞および妊よう性に及ぼす影響を考慮し，妊よう性温存を検討する」ことが勧められるようになりました。

　肺がん薬物療法では使用される薬剤によっては生殖機能が低下し，子どもができにくくなることがあります。たとえば「シスプラチン」は卵巣や精巣の機能に影響を及ぼすことが指摘されています。肺がんの進行しだいで行われる脳や骨盤への放射線照射も生殖機能への影響が懸念されます。

　まずは，がんと診断されてから治療に入るまでの期間，子どもをもつことについて担当医に相談しておくことが重要です。パートナーがいる場合，治療の前に精子と卵子を取り出して体外受精させた受精卵を凍結保存しておくことが可能です。将来的に子どもをもちたいという女性は卵子の保存，男性は精子の保存が可能です。この際，肺がんの臨床病期（ステージ）や治療方針も重要な情報となりますので，まずは担当医と相談してください。

　現在，肺がん薬物療法で使用される薬剤のほとんどが生殖機能に及ぼすデータがなく，また胎児への影響は明らかになっていません。薬物療法を行っている方は必ず避妊をしてください。がん治療後に妊娠・出産を希望される方は治療開始前に担当医と相談しましょう。

　妊娠中に肺がんと診断された場合は，妊娠の週数と，肺がんの組織型，臨床病期による治療方針をもとに担当医と産科医だけでなく，さまざまな医療スタッフにより，患者さんおよび家族の意思を踏まえ，妊娠継続と肺がん治療方針について話し合いが行われることになります。

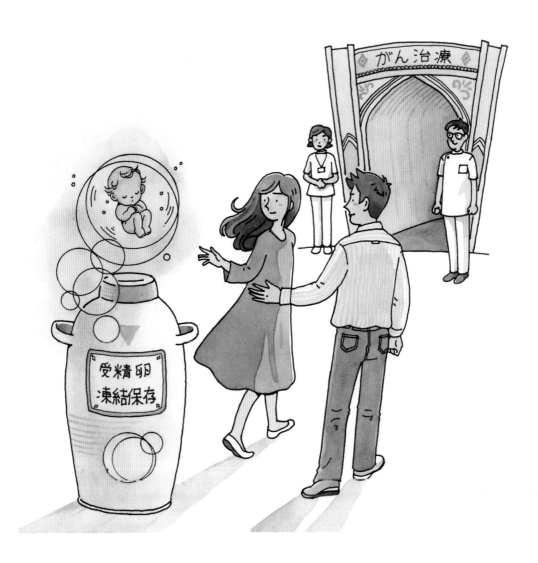

参考情報

妊よう性
https://ganjoho.jp/public/support/fertility/index.html
（国立がん研究センター　がん情報サービス）など

Q26 「人生会議」をするタイミングなのでしょうか～ACP（アドバンスケアプランニング）～

A

　病気を患ったり年齢を重ねていくと，今までできていたことができなくなったり，日常生活で家族や他人の手助けが必要になったりする状況が起こります。さらに，自分でものごとを決めたり意思を伝えたりすることが困難になることもしばしばです。そのような「もしも」の場合に備えて，あらかじめ周囲の信頼できる人や医療者・介護者とあなたが望む医療やケアについて前もって考え，繰り返し話し合い，その結果を共有する取り組みをアドバンスケアプランニング（advance care planning：ACP）と呼びます。

　「人生会議」とはわが国におけるACPのことです。人生会議の対象となるのは「もしも」のことを想定し得る全員ということになります。進行がんを患う患者さんは元気な状態を長期にわたり維持することが難しいと判断されるためその対象となります。進行がんを対象とした人生会議の効果については，希望の場所での療養が行われる率が上昇すること，緊急入院する確率が低下することなどが報告されています。人生会議が患者さんや家族に直接的にどのような効果を与えるかについてはまだ不明な点もありますが，患者さんと医療者・介護者が，より病気が進行した場合の診療内容や生活サービスについて話し合うことは，患者さんが自分らしく生活するために役立つことは明らかです。

　人生会議は強制されるものではありません。「もしも」の話なんてまっぴらごめんだという患者さんはその自分らしさを大切にすればよいのです。人生会議を患者さんが望んだとき，最適な人生会議を医療者・介護者と進めていくには両者の間に良好な関係（信頼関係）があり，患者さん自身が「もしも」のときに自分がどうしたいか（どのような治療を受けたいか，どのような治療は受けたくないか，何を大切に生活したいか，療養の場所はどうしたいかなど）を医療者・介護者と素直に話し合えることが重要です。つまり，人生会議とは患者さん自らが主体となる全人的なケアのひとつであるといえるでしょう。そう考えると「進行がん」と告知されたとき，あるいは「完治が難しい」という説明を聞いたときが人生会議を開始するべきタイミングと考えられます。

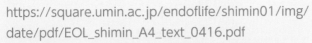
厚生労働省ウェブサイト　これからの治療・ケアに関する
話し合い―アドバンス・ケア・プランニング―
https://square.umin.ac.jp/endoflife/shimin01/img/
date/pdf/EOL_shimin_A4_text_0416.pdf

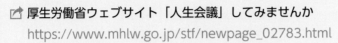
厚生労働省ウェブサイト「人生会議」してみませんか
https://www.mhlw.go.jp/stf/newpage_02783.html

第4章

· ·

治療の概要

外科治療
放射線療法
薬物療法
緩和ケア
リハビリテーション

27 肺がんの治療にはどのようなものがありますか

A　肺がんの治療は，組織診断と病期，身体状況，患者さんご自身の希望で決まります。肺がん治療には外科医，放射線治療医，内科医，緩和ケア医とさまざまな診療科の医師がチームとして関わります（図）。

　「外科治療」は，肺がんを手術で取り除く方法です。病気のひろがりやもとの肺の状態によって呼吸器外科医が術式を決めます。詳しいことは **Q33，34** を参照してください。

　「放射線療法」は，肺がんを完治させる目的で行う場合とがんの症状をやわらげることを目標にして行う場合があります。放射線の照射方法や，治療スケジュールなどについては **Q35～39** を参照してください。

　「薬物療法」は，抗がん剤（細胞傷害性抗がん薬），分子標的治療薬，免疫チェックポイント阻害薬に分けられています。がんそのものを小さくする以外に，遠隔転移の予防，症状をやわらげることを目的に行われます。組織診断とあわせてがんの遺伝子異常の有無，PD-L1 タンパク発現の程度，また患者さんご自身の臓器機能や基礎疾患（持病）の有無，症状による活動度の違いなどで決まります。詳細は **Q40～46** でご確認ください。

　肺がんと診断されたその日から必要になるのが「緩和ケア」です。がんと診断されると，気持ちが落ち込み，強いストレスを多くの方が感じます。自分自身の生活や仕事，家族のこと，この先どうなるか見通せない強い不安を感じる方がほとんどです。なかにはずっとそれが続く方もいらっしゃいます。とくに肺がんと診断された直後は，治療をはじめいろいろな意思決定を求められる時期でもあり精神的な負担が大きくなります。どの病期にあっても患者さんやあるいは家族の抱えた不安や痛みを取り除き，治療に関わる意思決定を支援するのも緩和ケアの重要な役割です。緩和ケアに関しては **Q47，48** をご参照ください。

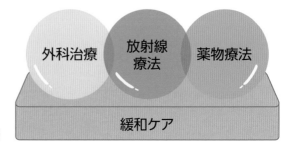

図　肺がんの治療

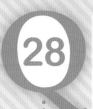

肺がんの治療はどのように決めていくのですか〜臨床病期（ステージ）と治療選択〜

A

Ａ 非小細胞肺がんの治療

非小細胞肺がん（ひ しょうさいぼうはい）の治療には，外科治療，放射線療法，薬物療法，緩和（かん わ）ケアがあります。医師は，

①がんの進み具合〔臨床病期（ステージ）〕（**図**参照）

②想定される治療の目標

③患者さんの状態：パフォーマンスステータス（PS（ビーエス），**表**参照），基礎疾患（持病），年齢など

に基づいて患者さんに最適の治療法を提案します。そのうえで患者さんがご自身の治療方法を選択します。

❶ 臨床病期Ⅰ期の治療

治療前の検査で臨床病期Ⅰ期と診断された場合，標準治療として提案される治療は外科治療です。手術に伴う症状には緩和ケアを活用します。ただし，患者さんの状態が外科治療に耐えられないと判断された場合，あるいは患者さんの希望に基づき，放射線療法が実施されることもあります。いずれの場合も，治療の目標は，がんの完治を目指すことです。一般的には70·~90％の患者さんが完治します。

外科治療で切除された病変の詳細な検討に基づき，外科治療で完全に病変が取り除かれていても薬物療法を追加で実施することが勧められることもあります。

❷ 臨床病期Ⅱ期の治療

治療前の検査で臨床病期Ⅱ期と診断された場合も，標準治療として提案される治療は外科治療です。手術に伴う症状には緩和ケアを活用します。ただし，患者さんの状態が外科治療に耐えられないと判断された場合，あるいは患者さんの希望に基づき，放射線療法が実施されることもあります。患者さんの状態が薬物療法を実施できる状態の場合，外科治療で完全に病変が取り除かれた後に，薬物療法を追加で実施することが勧められています。また，薬物療法を実施した後に手術を実施するという方法が提案されることもあります。

治療の目標は，がんの完治を目指すことです。一般的には 40〜70％の患者さんが完治します。

❸ 臨床病期Ⅲ期の治療

治療前の検査で臨床病期Ⅲ期と診断された場合，標準治療として提案される治療は，多くの患者さんでは放射線療法と薬物療法を組み合わせる化学放射線療法です。一部の患者さんでは，病変の分布などに基づき，外科治療が勧められることがあります。外科治療を選択する場合も，手術の前もしくは手術の後に，薬物療法を実施することが勧められています。病気そのもの，治療に伴う症状には緩和ケアを活用します。

治療の目標は，がんの完治を目指すことです。一般的には 20〜40％の患者さんが完治します。

❹ 臨床病期Ⅳ期の治療

治療前の検査で臨床病期Ⅳ期と診断された場合，標準治療として提案される治療は薬物療法と緩和ケアです。臨床病期Ⅰ期からⅢ期の患者さんでも，最初に受けた治療の後，病気が再発した場合には，Ⅳ期と同様の考え方で治療を行うことが一般的です。さまざまな理由で薬物療法により病気を制御して対処することが難しい場合も，緩和ケアはすべての患者さんに勧められています。

治療の目標は，がんと診断されてもできるだけ長く元気に過ごし，また，がんに伴う症状をやわらげることであり，完治は難しいことが一般に知られています。

Ⓑ 小細胞肺がんの治療

小細胞肺がんの治療には，外科治療，放射線療法，薬物療法，緩和ケアがあります。医師は，

①がんの進み具合（限局型，進展型）

②想定される治療の目標

③患者さんの状態：PS，基礎疾患（持病），年齢など

に基づいて患者さんに最適の治療法を提案します。そのうえで患者さんがご自身の治療方法を選択します。

❶ 限局型小細胞肺がんの治療

治療前の検査で病変の範囲が，片側の肺に限局し，リンパ節転移が反対側の縦隔

リンパ節や鎖骨上窩リンパ節に限られているなどの条件を満たした場合，「限局型小細胞肺がん」（げんきょくがた）（しょうさいぼうはい）と呼ばれます（**Q72** 参照）。臨床病期では， I 期からⅢ期がおおむね限局型と一致しています。限局型小細胞肺がんと診断された場合，標準治療として提案される治療は，外科治療と術後の薬物療法，薬物療法と放射線療法を組み合わせた治療法です（**Q73** 参照）。

いずれの場合も，治療の目標はがんの完治を目指すことです。一般的には 20〜30％の患者さんが完治します。

❷ 進展型小細胞肺がんの治療

治療前の検査で病変の範囲が，限局型の範囲を越えてひろがっていると診断された場合，「進展型小細胞肺がん」（しんてんかたしょうさいぼうはい）と呼ばれます（**Q75** 参照）。標準治療として提案される治療は薬物療法と緩和ケアです（**Q76** 参照）。

治療の目標は，がんと診断されてもできるだけ長く元気に過ごし，また，がんに伴う症状をやわらげることであり，完治は難しいことが一般に知られています。

● パフォーマンスステータス（PS）とは何ですか？ なぜ重要なのですか？

一言でいうと患者さんの元気さの指標で，0〜4 の 5 段階に分類されます（**表**）。数字が大きいほど，「PS が悪い」と表現されます。治療の選択に重要であり，治療後の経過をみるのにも大事な指標です。たとえば，がんの進み具合（臨床病期）によって最も勧められる治療法であっても，PS が 3 や 4 の患者さんの場合では，むしろ有害（体調悪化を早める，命に関わる）といわれています。PS が一定以上に悪い場合には，緩和ケアは有効な治療のひとつです。

表　パフォーマンスステータス（PS）

スコア	定　義
0	全く問題なく活動できる。発病前と同じ日常生活が制限なく行える。
1	肉体的に激しい活動は制限されるが，歩行可能で，軽作業や座っての作業は行うことができる。例：軽い家事，事務作業
2	歩行可能で自分の身の回りのことはすべて可能だが作業はできない。日中の 50％以上はベッド外で過ごす。
3	限られた自分の身の回りのことしかできない。日中の 50％以上をベッドか椅子で過ごす。
4	全く動けない。自分の身の回りのことは全くできない。完全にベッドか椅子で過ごす。

出典：Common Toxicity Criteria, Version2.0 Publish Date April 30, 1999 (JCOG ウェブサイト. https://jcog.jp/doctor/tool/ps/ より日本語訳を引用)

● 原発巣　　● リンパ節転移　　● 遠隔転移

Ⅰ期

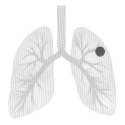

原発巣（大もとの肺がん）が
小さく，リンパ節転移がない

Ⅱ期

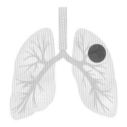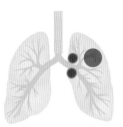

リンパ節転移がないが，原発
巣がやや大きい。またはリン
パ節転移が，原発巣と同じ側
の肺門にとどまっている

Ⅲ期

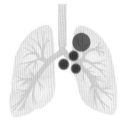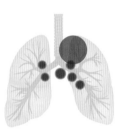

原発巣が周囲の重要な臓器に
及んでいたり，リンパ節転移
が広範囲にひろがっている

Ⅳ期

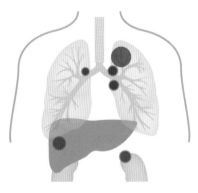

脳，肝臓，骨，副腎などに転移
している。あるいは胸水がた
まり，その中にもがん細胞が
みられる

原発巣の大きさやひろがり，リンパ節へのひろがり，転移の状況により，ⅠA1，ⅠA2，ⅠA3，ⅠB，ⅡA，
ⅡB，ⅢA，ⅢB，ⅢC，ⅣA，ⅣBとさらに細かく分けられます。

図　肺がんの臨床病期（ステージ）

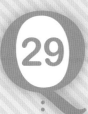

29 この治療が標準治療といわれました。もっと良い治療があるのでしょうか。臨床試験，治験とはどう違うのでしょうか

❶ 標準治療とは

　標準治療という言葉には，ともすると「古い治療」「並みの治療」といった印象があります。しかし，実際は，「最も信頼できる治療」「できるだけ多くの患者さんに受けてもらいたい治療」が標準治療にあたります。そのため，わが国においては関係するさまざまな専門家の努力で，世界で行われている肺がんに対する標準治療のほとんどを，国民皆保険（こくみんかい ほ けん）の範囲内で受けられる体制が整えられています。標準治療は現時点で医学的に最も優れていると検証された治療法なのです。

❷ 治験，先進医療，そのほかの臨床試験とは

　治験，先進医療などの言葉には，「新しい治療」「画期的な治療」といった印象があります。もちろん，治験，先進医療，そのほか臨床試験で行われている治療法のなかには，画期的な成果を示すものもありますが，実は失敗のほうが多いことが一般的に知られています。この「画期的な成果」を示すことに成功した治療法が認められて，「標準治療」と呼ばれるようになります。つまり，**表**に示したように治験，先進医療，そのほかの臨床試験は，「標準治療」の候補である治療法を，患者さんたちの協力のもとで，詳細に検討している段階です。

❸ そのほかのさまざまな治療法（自由診療など）

　がんに対する治療法としては，標準治療，治験，先進医療，そのほかの臨床試験以外にも，さまざまな治療法が，さまざまな医療機関，団体で自由診療（公的保険の対象ではない医療行為）として行われています。むしろ標準治療，治験，先進医療，そのほか臨床試験の情報よりも，このような治療法の宣伝のほうが各種出版物，インターネットなどでは頻繁に見つかる状況にあり，近年はネットパトロールの対象になっています（**次頁**参照）。また，ほとんどの場合，患者さんからそれなりの費用を受けとって実施されています。残念ながら，このような治療法のほとんどは，患者さんの期待に見合った効果を示すことはないことが知られており，気になった場合も，担当医と必ず相談し，後悔することのないように気をつけましょう。

表　がん治療の種類と位置づけ

治療の種類	標準治療	臨床試験			自由診療など
		治験	先進医療	ほかの臨床試験	
推奨度	多くの患者さんにまず勧められる治療	協力に同意した患者さんに対して実施される，未確立の新規治療法			原則勧められない治療
対象者	多くの患者さん	参加の条件を満たした患者さん			誰でも受けられることを主張
医学的証明	あり	可能性あり			なし
国もしくは公的な審査	あり	あり			なし
費用負担	保険適用	新規治療法は無償，ほかは保険適用	新規治療法は自費，ほかは保険適用	保険適用	自費
受けられる病院の探し方	日本全国のがん治療病院	臨床試験を行っている病院を国立がん研究センターがん情報サービス「がんの臨床試験を探す」で検索可能 ・カテゴリで検索 https://ct.ganjoho.jp/category/input ・チャットで検索 https://ct.ganjoho.jp/bot/search			インターネット，新聞・雑誌広告などに情報が氾濫し不正確な情報に注意が必要

一般的な分類を示しています。ご自身が受けられる治療の個別の情報は担当医にもご確認ください。

● 参考情報

　下記の「医療機関ネットパトロール」では，医療機関のウェブサイトにうそや大げさな表示がないか情報を集め，「医療広告ガイドライン」違反の疑いがあるウェブサイトを監視しています。ウェブサイトに不適切な表示や表現を見つけたら，このサイトへ通報してください。

参考情報

厚生労働省委託事業「医療機関ネットパトロール」
http://iryoukoukoku-patroll.com/

Q 30 治療はいつまで続けるのでしょうか。また，治療が効かなかった場合や再発・再燃したときはどうなるのでしょうか

A

薬物や放射線による治療には必ずスケジュールがあり，治療の目的によってその長さは変わります。手術を受けた後に，再発を抑えるための薬物療法は3〜4カ月くらいの治療，さらに1年間の薬物療法を追加する治療や2〜3年間内服する治療があります。進行した病状の薬物療法では，効果が維持できている場合はそのまま継続する治療もあります。放射線療法も完治を目指すものから症状緩和を目的とする場合があり，治療期間は短いと1日〜数日，1〜2週間，4〜6週間とさまざまです。このように肺がんの治療期間はさまざまで，人によっては短く感じたり長く感じたりしますが，治療期間を含むスケジュールは臨床試験で有効性と安全性が検証されています。

治療中に現れる副作用があなたの体調を著しく悪くしたり，血液検査の結果から体調を悪化させるおそれがあると診察で判断された場合，受けられている治療を休止したり，中止することもあります。このような場合，予定された治療が短くなったり，延長したりすることになりますが，すべての治療は患者さんの安全が何よりも優先されます。このようなときは，担当医やスタッフから詳しい説明を聞きましょう。また，副作用などで患者さん自身が治療を続けることがつらい，難しいと感じるようであれば，治療中でも担当医と相談して治療期間を調整することができます。このように治療の長さは副作用や患者さんの意思などでも調整ができるようになっています。

治療の効果は，治療中にCTなどの画像検査で腫瘍の大きさの変化を計測して評価します。外科治療や放射線療法で一度消失したがんが，のちにまた出現してくることや，ほかの部位に新しく転移が出現した場合をがんの「再発」といいます。一方，初回の薬物療法や放射線療法でがんが一度小さくなった後に，しばらくして大きくなる場合や小さく抑えられていたものが増大した場合を「再燃」といいます。いずれの場合もこれまでの治療が効かなくなったことを意味します。再発・再燃した場合でも，治療はほとんどの場合で可能です。治療は，初回治療と同様に外科治療，放射線療法や薬物療法がありますが，初回治療の効果や副作用，再発・再燃までの期間などをもとに検討されます。

再発・再燃した場合，病変は局所にとどまらず全身にひろがっていることが多いので，治療法として全身治療である薬物療法を選択することになります。最近は有効な薬剤が出てきていますので治療選択肢が増えています。担当医とよく相談して，適切な治療法を選択してください。

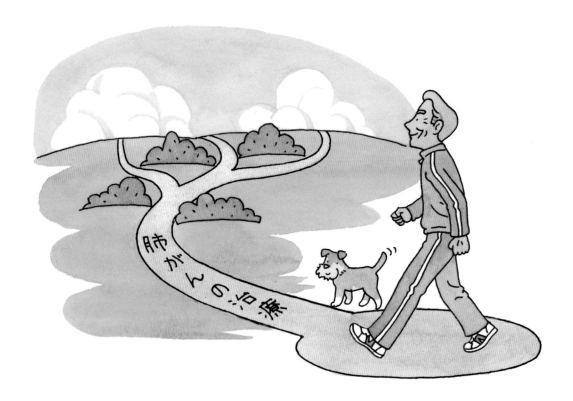

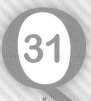

Q 31 ほとんど寝たきりの生活ですが，治療は受けられますか

A

　がん治療は，治療を受けられる患者さんの体調が良い状態でなければ安全で最適な治療効果が得られなくなります。がん治療で延命効果をはじめとする治療効果が得られるのは，症状がほとんどないか，症状があっても普段の生活がこれまでと変わりなく自立できている患者さんです。抗がん剤（細胞傷害性抗がん薬）などのがん治療には副作用があり，効果が副作用を上回れば薬として役に立ちますが，副作用が効果を上回ればかえって毒になります。少なくとも自分の身の回りのことはすべて自分で行える体調であることが望ましいことになります。寝たきりの患者さんには残念ながら，がん治療薬による延命効果は認められません。副作用が効果を上回り，余計につらさや苦しさが増してしまうことになり，むしろ副作用のせいで全身の状態が悪化するおそれがありますので，基本的にはがん治療はお勧めできません。詳細は **Q28** の表：パフォーマンスステータス（PS）を参照してください。

　苦しくて寝たきりとなった場合には，まずがんによる苦痛を取り除く治療が必要です。このような苦痛を取り除くための治療を緩和ケア（緩和医療）といいます。がんによるからだの痛みをやわらげるだけでなく，病気や生活に対する不安やうつ状態などの精神的な苦痛，仕事に支障が出る，経済的に苦しいなどの社会的な苦痛，また，生きる価値を見出せなくなったり，本来の役割が果たせないなどのスピリチュアルな苦痛も治療やケアの対象としています。詳しくは **Q47，48，50〜53** を参照してください。

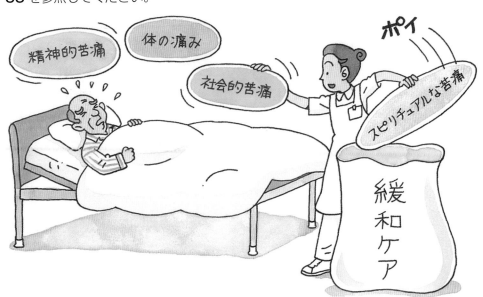

Q 32 「治療法がない」「治療をしないほうがよい」といわれました。どうすればよいでしょうか

A

　「治療法がない」「治療をしないほうがよい」と患者さんに伝えることは，医師にとっても非常につらいことです。しかし，これらの判断はけっしてあなたを見放すという意味ではありません。医師が，薬物療法を勧めなかったり，提案する薬剤がないことには理由があります。

　薬物による治療の目的は，それによって生存期間を延長させることですが，使える抗がん剤があれば順番に使っていけばよいということではありません。薬物療法は必ず副作用を伴うので，予測される治療効果とのバランスによって治療を行うかどうかを判断します。「治療法がない」とは，再発・再燃した場合の治療が副作用に見合う有用な効果が期待できないのです。また，「治療をしないほうがよい」とは，治療を受ける患者さんの体力や基礎疾患（持病）などから治療を受けられる全身状態ではなく，副作用に耐えられないおそれがあることを意味します。詳細は **Q28** の表：パフォーマンスステータス（PS）を参照してください。

　薬物療法を続けていくことは大事なことですが，もっと大切なことはいかにQOL（生活の質）を保ちながら治療をしていくかです。化学療法のような積極的な治療以外にもQOLを維持，または高めるために緩和ケアを取り入れる方法もありますし，積極的な治療との両立も可能です。緩和ケアを治療開始時のより早期から取り入れることで，がん治療を受けながらでもQOLを維持することが可能となります（Q27，28，47，48 参照）。標準治療を受け終わってもあなたの体調が普段と変わらない状態を維持できていて，積極的な治療を受けたいという希望があれば，治験など臨床試験に参加するということも可能です（Q29 参照）。積極的治療だけががんの治療ではありませんので，「もう治療法がない」ということはけっしてありません。もし治療法がない，治療をしないほうがよいといわれたときは，積極的な治療以外の治療について担当医に聞いたり，治験や臨床試験について相談するのがよいと思います。また，医療機関にあるがん相談支援の窓口などで相談されるのもよいでしょう。インターネット，新聞・雑誌広告などに掲載されている自由診療などの治療はけっしてお勧めできません。慌てず焦らずに，家族や医療スタッフと相談をしながら納得いく治療を見つけましょう。

● 参考情報

臨床試験，治験の情報については，下記のウェブサイトが参考になります。

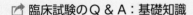 臨床試験について
https://ganjoho.jp/public/dia_tre/clinical_trial/
index.html
（国立がん研究センター　がん情報サービス）

臨床試験のＱ＆Ａ：基礎知識
https://ganjoho.jp/public/dia_tre/clinical_trial/
ct_qa01.html
（国立がん研究センター　がん情報サービス）

米国臨床腫瘍学会（ASCO）でも，次の項目を満たす肺がんを含む固形がんの患者さんに対しては，積極的ながん治療（化学療法など）を行わないことと発表しています。

・パフォーマンスステータス（PS，**Q28** 参照）が悪い（3 または 4）
・これまでのエビデンス（科学的根拠）に基づいた治療に効果がみられなくなったとき
・臨床試験の適格基準を満たさないとき
・さらなる薬物療法による臨床的意義を支持する強いエビデンスがないとき

参考文献：Schnipper LE, et al. American Society of Clinical Oncology identifies five key opportunities to improve care and reduce costs : the top five list for oncology. J Clin Oncol. 2012 ; 30 (14) : 1715-24.

33 肺がんではどのような手術をするのですか

❶ 肺の解剖と切除範囲はどうなっているのでしょう

肺は，左右の胸腔（箱のような空間）にひとつずつ入っており，右は上・中・下の3肺葉，左は上・下の2肺葉に分かれています（**図1左**）。さらに，肺葉は肺区域という小さな単位に分かれ，右肺は10区域，左肺は8区域に分かれます（**図1右**）。肺がんの手術ではがんを発生している区域，肺葉またはそれ以上を切除し，あわせてがんの転移の可能性が高いリンパ節も切除（郭清といいます）することが標準的です。肺葉切除となるか，肺区域切除となるかは，ご自身のがんの病状によって決まります。さらに，実際に切除する範囲は最終的にはがんの病状と身体的負担とのバランスで決定されますので，さらに大きく切除したり（拡大切除），逆に小さく切除したりすることもあります（縮小手術）。

❷ 創の大きさと手術の方法について知りましょう

手術は全身麻酔で行われます。従来は皮膚を15cm以上大きく切開し，肋骨の間を器械（開胸器）で開いて行うものが主流でしたが（標準開胸），最近は，主な切開は8cm以下にとどめ，胸腔鏡という直径0.5〜1cmで長さ30cmくらいの棒状のビデオカメラを肋骨の間から挿入して，テレビモニターで観察しながら行

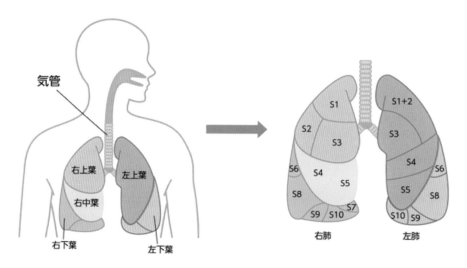

図1　肺葉と肺区域

う胸腔鏡下手術（video-assisted thoracic surgery：VATS，**図2**）が主流となっています。テレビモニターと小切開創からの観察を併用する場合（胸腔鏡補助下手術）と，テレビモニターの観察だけで手術する場合（完全鏡視下手術）があります。創の数で分類する言い方もあり，複数の孔で行う方法（マルチポータル VATS）とひとつの小切開創からのみ手術を行う胸腔鏡手術（ユニポータル VATS）とに分かれます。孔の数や大きさは形美性や創の痛みにも関わりますが，手術の難易度にも影響します。また，2018 年に保険適用とされたこともあり，ロボットを用いた胸腔鏡手術（robot-assisted thoracic surgery：RATS，**図3**）が全国的に普及しつつあります。手術の方法にはそれぞれ利点と欠点があり，細かな手術手技やその対象などは外科医や病院によって多少異なります。また病状によっても手術の方法は変わってきますので，担当医とよく相談しましょう。また，手術は

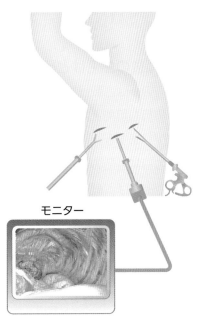

モニター

図2　胸腔鏡下手術

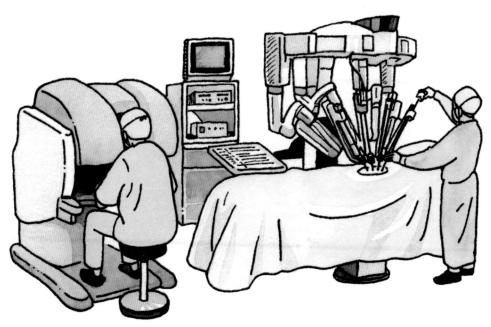

図3　ロボットを用いた胸腔鏡手術

呼吸器外科専門医のいる施設で受けることが望ましいでしょう。出血量はおおよそ数mLから200mLくらいまでで，通常の手術では輸血が必要になることはあまりありません。手術時間は病状や手術の方法により異なりますが，おおむね2～4時間程度です。肺を切除した後の部分には血液や空気がたまるので，ドレーンと呼ばれる管（くだ）を入れて吸引します。この管は，手術後2～4日くらい入れておきます。

❸ 手術後の生活はどうなりますか？

　手術の後は，数日以内に酸素吸入がいらなくなり，元気な患者さんは手術の翌日から歩行も可能となります。また，ひとつの肺葉（はいよう）を切除した場合，肺活量が2～3割減少しますが，1年以上経つと術前と同じくらいまで回復することもあります。通常の日常生活の範囲内では，大きく損なわれるものはあまりありません。趣味の範囲であれば，軽度の運動も十分可能です。

用語解説

呼吸器外科専門医
　呼吸器外科医としての知識，経験，技量を認定された医師で，外科専門医を取得後，さらにその上位の専門性が必要とされる外科専門医のひとつ。呼吸器外科専門医は下記のウェブサイトで検索できます。

　呼吸器外科専門医合同委員会ウェブサイト　呼吸器外科専門医名簿
　http://chest.umin.jp/spl/spl_list.html

34 手術をするかどうかはどのように決めていくのですか

A

　外科治療（手術）が望ましいか否かの医学的判断は肺がんの生物学的特徴（組織型や遺伝子変異の有無，PD-L1タンパク発現の有無等），ひろがり，患者さんの全身状態で決まりますが（**図**），最終的には患者さんの意思が尊重されます。また，手術の前あるいは後，もしくは前後の両方に薬物療法を中心とした周術期治療が入ることもあります。手術と薬物療法を含めた治療をどう組み立てるか，ということも病状によって異なります。外科医から納得いくまで説明を聞き，判断してください。

　手術の原則は，外科的にがんのあるところをすべて取り除くことでがんを完全に治すことですので，肺がんが片側の胸（胸腔）の中にとどまっている（Ⅰ期からⅢ期の一部）ということが大きな条件になります。ただ，近年は薬物療法の劇的な進歩により全身治療の一環として，少数個転移のみ認めるⅣ期肺がんに対する局所治療としての手術が勧められる特殊なケースもあります。胸の外に転移がないかどうかについては全身のPET，骨シンチグラフィや脳のCT・MRI，肝臓のCTや超音波などで調べます。非小細胞肺がんの場合は，原発巣の近くのリンパ節（肺門リンパ節）にのみ転移している場合は手術が可能ですが，原発巣から遠く離れたリンパ節（縦隔リンパ節）にまでひろがっている場合には，さらに遠くにも転移している

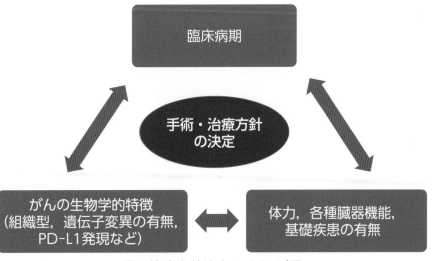

図　治療方針決定のイメージ図

第4章　治療の概要——外科治療

95

可能性が高いので手術だけで治療を行うことは望ましくありません。この場合，手術とほかの治療法を組み合わせたり，手術以外の治療法（たとえば化学放射線療法<ruby>化学放射線療法<rt>かがくほうしゃせんりょうほう</rt></ruby>）を選択したりします。一方，小細胞肺がん<ruby>小細胞肺<rt>しょうさいぼうはい</rt></ruby>は進行のスピードが速いこと，薬物療法の効果が比較的期待できることから，手術の対象はリンパ節転移がないⅠ期のみに限られます。

　そして，安全に切除することが可能な体力・臓器機能があるということがもうひとつの条件となります。肺の手術により肺活量は必ず小さくなりますので，手術に耐え得る呼吸機能があるか，手術後の生活に重大な支障が生じないかの評価が必要になります。肺機能が低い場合には通常の手術を断念せざるを得ない場合があり，標準切除とされる肺切除量よりも少ない体積の肺を切除する縮小手術や放射線療法など手術以外の治療法を選択することになります。また，心臓や肝臓・腎臓などの機能が低下していたり，基礎疾患（持病）の多い患者さんでは重篤な合併症を起こす危険性が高く，手術ができないこともあります。一般に高齢の患者さんでは，重要臓器の機能が低下していますが，個人差が大きく，単に年齢だけで手術の可否の判断がなされることはありません。高齢の方でも臓器機能をよく評価してから判断されます。

35 放射線療法はどのような治療法ですか

A 放射線療法は，外科治療，薬物療法，緩和ケアとともにがんの重要な治療法のひとつです。わが国ではこれまで，患者さんや担当医はがんにかかったらまず手術を考え，手術のできない，あるいは遠隔転移のある患者さんの治療に放射線療法が行われていました。しかし，最近の傾向として，からだにやさしく治療後のQOL（生活の質）が高い治療を希望する患者さんが増えており，放射線療法はこのような時代の要求に合った治療といえます。放射線療法の特徴を一言でいうと，がんに侵された臓器の機能と形態の温存が可能であるということに尽きます。また，がんの局所療法なので，全身的な影響が少なく，高齢の患者さんも安心して治療が受けられます。

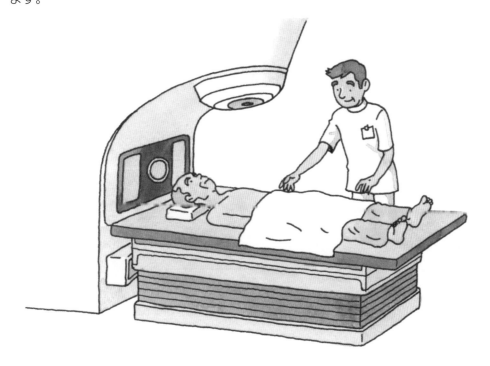

放射線療法

　放射線の細胞損傷作用を利用して，がん細胞を死滅させる治療法です。周囲の正常組織も損傷されますが，放射線療法では可能なかぎり，がんに放射線を集中して照射しますので全身的な影響が少ない治療法です。

第4章

治療の概要──放射線療法

放射線とは，空間や物質を通じてエネルギーを伝える能力のある電磁波および粒子線です。放射線は目に見えず，からだにあたっても何も感じません。放射線をあてることを「照射」といいます。照射には痛みを伴わないので，麻酔をかける必要もありません。

　がん細胞に放射線があたると，放射線のもつエネルギーでがん細胞は損傷され，徐々に死滅します。もちろん，放射線は正常組織にも影響を及ぼしますが，最近は放射線を病変に集める方法が進歩しているので，患者さんのからだをほとんど傷つけずに，そして正常な機能を損なわずに放射線療法を行うことができます。

　下図に，放射線の線量が「がん」および「正常組織」に及ぼす影響を示します。放射線の影響は，がんでは効果として，正常組織では損傷（副作用）として現れます。がんも正常組織も一定の線量以下では影響は小さいですが，その線量を超えると図のように線量の増加とともに影響が大きくなります。たとえば，図の線量Aでは，がんに対する効果が高く正常組織への損傷が少ないため，効率の良い治療ができることがわかります。

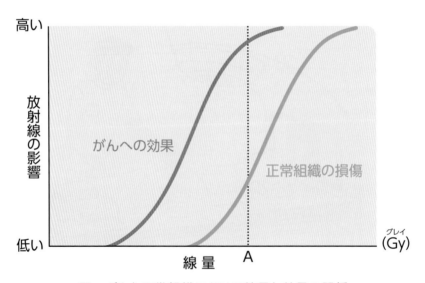

図　がんと正常組織における線量と効果の関係

36 放射線の線量とは何のことですか。肺がんではどれくらいの線量や回数をあてるのですか

　放射線の線量は，病変に吸収される放射線の量を示す単位 Gy（グレイ）で表示されます。

　放射線療法ではがんの病変に十分な線量を照射すれば確実に効果が出るのですが，一方で正常組織に余計な損傷をきたさない程度の線量以下にとどめる必要があり，十分な線量を照射できない場合もあります。肺がんの場合も，肺は放射線に比較的弱いため，非小細胞肺がんに対する胸部照射は，1回2Gyの照射を週5回，合計6週間で60Gy程度行うのが標準的です。一方，小細胞肺がんに対しては，1回1.5Gyの照射を1日2回，週5日照射（加速過分割照射）し，合計3週間で45Gy照射するのが標準的です。骨や脳への転移に対する照射の場合は1日で行うものから2週間程度かけるものまでさまざまです。

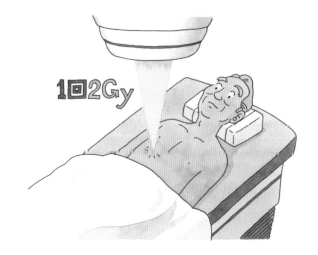

第4章　治療の概要——放射線療法

用語解説

線量

　放射線の線量を示す単位には，照射線量を示す C/kg（クローン毎キログラム）や吸収線量を示す Gy（グレイ），実効線量を示す Sv（シーベルト）などがあります。通常の放射線療法では，病変に吸収される放射線の量を示す単位「Gy」を用います。

加速過分割照射

　通常の放射線療法では1日1回の照射ですが，増殖速度の速い小細胞肺がんでは，1日2回の照射を行い，照射期間を短縮させると効果が高くなることがわかっています。

37 放射線療法の実際，治療の流れについて教えてください

❶ 診察：治療方針を決めるための大切なステップです（図）

最初に放射線療法専門の放射線腫瘍医^{ほうしゃせんしゅようい}が患者さんを診察し，各種の画像検査，血液検査などの情報をもとに患者さんの体力や病気の進み具合に合わせて最も良い治療方法を決めます。放射線療法と外科治療（手術）を併用する場合，抗がん剤（細胞傷害性抗がん薬）による治療と併用する場合，放射線療法だけの場合などがあります。最終的に，放射線療法を受けるかどうかは患者さんの意思が尊重されます。ただし，放射線療法は途中で止めると，効果がまったく得られないばかりか，合併症のみ現れてしまうことがあります。治療の進め方，回数，予測される効果や合併症など，治療の準備が始まるまでに，放射線腫瘍医からの説明を納得いくまで聞き，判断してください。

❷ CT 撮影と治療計画：放射線療法を正確，安全に行うための準備です

放射線療法開始の方針となったら，治療計画用の CT を撮影します。治療計画とは，放射線療法を始める前に最適な照射範囲や照射方向を決めることです。かつては X 線シミュレータによる二次元治療計画が行われていましたが，最近では CT シミュレータによる三次元治療計画が一般的です。三次元治療計画では，治療を行うときと同じ姿勢で CT を撮影することで，実際の治療時における腫瘍と正常組織との位置関係を三次元的に把握し，精密な計画を立てることができます。また，完成した治療計画どおりに毎回正確に照射できるように，CT 撮影時には患者さんの皮膚に消えにくいインクで印をつけます。このインクはお風呂に入ったくらいでは消えませんが，大切な印ですので石けんなどでこすって消さないようにしてください。CT 撮影，治療計画から精度チェック（計画どおりの線量が照射されることを事前に測定し検証すること）まで，治療の準備には数日を要する場合があります。

用語解説

治療計画

　放射線腫瘍医が診察や画像検査の結果をもとに照射する範囲や方法，線量などを決定します。最近では治療体位で撮影した CT 画像をもとに治療計画（CT シミュレーション）を行います。

❸ 放射線照射：実際の治療です

　治療計画が完了したら，実際の照射は，直線加速器〔リニアック（**Q38** 参照）〕が設置されている放射線治療室で診療放射線技師が行います。患者さんには CT 撮影時につけた皮膚の印に合わせて同じ姿勢で治療台に横になっていただきます。1 回目の治療では皮膚の印をもとに位置を合わせた照射範囲と治療計画で設定した照射範囲が一致していることを確認するために，X 線撮影を行います。治療期間中も何度か撮影し確認することがあります。

　がん細胞は照射期間中も増殖していますので，放射線療法を途中で休み，照射期間が延長すると治療の効果が弱まることがあります。したがって，いったん開始した放射線療法はできるかぎり休止することなく予定の日数で終了させることが大切です。

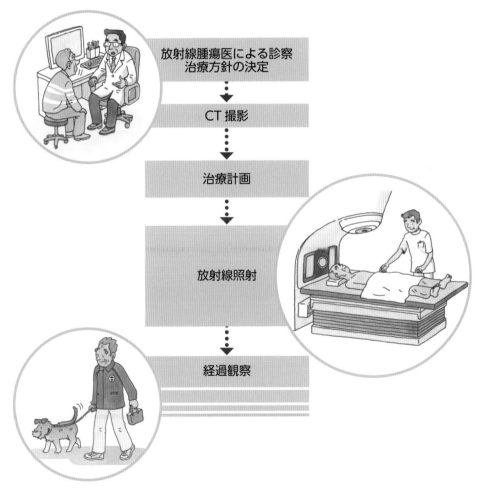

　　　　　図　放射線療法の実際：初診から経過観察まで

❹ 経過観察：治療期間中や治療後にも，定期的にチェックを行います

　照射期間中，放射線腫瘍医は定期的に患者さんを診察し，治療効果の判定や放射線療法に伴う合併症が出ていないかチェックします。また，放射線治療科（放射線腫瘍科）の看護師が放射線療法中の患者さんの看護を担当します。担当医に聞きにくいことなど何でも相談してください。

　放射線の効果は治療期間中に現れることもありますが，終わってしばらくしてから現れることもあります。合併症も，治療が終わってから数カ月あるいは数年経って現れることがあるため，放射線療法が終わった後も，放射線腫瘍医による定期的な診察が必要です。

放射線療法の方法や選び方について教えてください

❶ 肺がん治療における一般的な放射線療法

放射線療法では直線加速器（リニアック）から発生する高エネルギー X 線が一般的に用いられています。

Q37 で述べたように，治療に先だって行う三次元治療計画では，あらかじめ撮影した CT 画像をもとに，放射線治療計画装置で体内の線量分布を計算し，病変や正常組織にあたる線量を確認します（**図**）。

また，肺は呼吸とともに大きく動く臓器です。呼吸に伴い腫瘍も大きく移動する場合があります。肺がんの放射線療法では，このような腫瘍の動きにも対応が必要となることがしばしばあります。最近では，治療計画用の CT を撮影する際に腫瘍の移動範囲を観察し，治療計画に反映したり，腫瘍の動きに合わせて狙い撃ちしたりすることも可能となってきました。

さらに，放射線療法の治療効果を高める方法として，①がん病変に高線量を集中させる（定位放射線治療），②照射期間の短縮により照射中の腫瘍の増殖を抑える（加速過分割照射），③放射線の効果を化学療法などで増強させる（化学放射線療法），などの治療法があり，がん細胞の種類や病変のひろがりによって使い分けています。

❷ 放射線療法の種類と特徴

がん病変に高線量を集中させる方法は，コンピュータの性能向上とともに著しく進歩しました。早期の肺がんに対して，原発巣だけを多方向から狙い撃ちする「定位放射線治療（ピンポイント照射）」では，安全に高線量照射を行うことができ，従来の放射線療法に比べて良好な治療成績が得られています（**図**）。

なお，定位放射線治療は，通常，直線加速器（リニアック）から出る高エネルギー X 線で治療しますが，最近では陽子線や炭素イオン線など良好な線量分布や

直線加速器（リニアック）
電子を高速に加速して高エネルギー X 線 あるいは電子線を照射する，放射線療法のための装置です。

第4章 治療の概要——放射線療法

高い生物学的効果をもつ「粒子線治療」も行われ，早期の肺がんに対して良好な治療成績が報告されています。

　もう少し病状が進んだ非小細胞肺がんでは，リンパ節などへの照射も必要となり照射範囲が広くなることから，定位放射線治療は困難です。このような局所進行肺がんに対しては，病変の形や位置に合わせた「三次元原体照射」が行われています。また，最近では「強度変調放射線治療（IMRT）」も用いられるようになってきました。IMRT では，照射したい部分の形状に合わせて，より複雑な形の線量分布を作ることができますので，病変の部位やひろがりによっては有用なことがあります。

　近年，特定の照射方法に特化した装置など，さまざまな照射装置が使われるようになってきました。しかし，重要なのは照射装置の選択ではなく，照射方法を選択することです（**表**）。

　どのような照射方法が適しているかは，病変の部位やひろがりの程度，患者さんの状態によっても異なりますので，まずは放射線腫瘍医に相談してください。

表　放射線療法の種類

	定位放射線治療	三次元原体照射	強度変調放射線治療	粒子線治療
照射法	ピンポイント照射。誤差数 mm 以内の精度で正確に高線量を集中させる照射法	CT画像をもとに病変の形や位置に合わせて三次元的に照射する方法	三次元原体照射より複雑な形の線量分布を作ることができる照射法	大型の加速器で粒子を加速して照射する方法。腫瘍への線量集中性が高い
適応	早期の肺がん 少数個の脳転移 少数個の肺転移 など	ほとんどの場合にこの照射法を用いる	三次元原体照射で正常組織への線量が多くなる場合など	わが国では肺がんに対して保険診療としては認められておらず先進医療として行われている
装置	リニアック ガンマナイフ®※	リニアック	リニアック	陽子線治療装置 重粒子線治療装置

※ガンマナイフ®：ヘルメット状に配置した約200個の線源より，ガンマ線を一点に集束させて照射する脳内病変専用装置

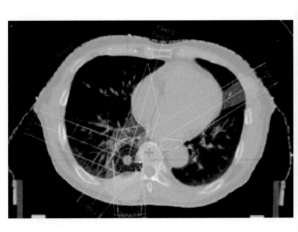
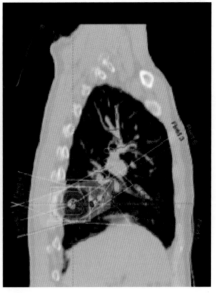

孤立性肺がんに対する定位放射線治療（ピンポイント照射）の線量分布図

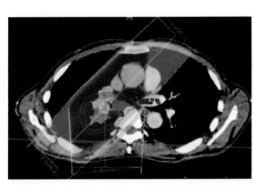
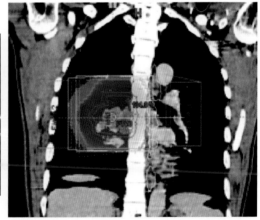

三次元原体照射の線量分布図

図　線量分布図（近畿大学医学部附属病院　提供）

赤い色で囲まれたところに病変があり，色の重なりが暖色に近いほど，その領域に照射される放射線量が多いことを示します。緑色のところは，その半分程度の線量が照射される部位です。

39 放射線療法に伴う合併症について教えてください

　胸部への放射線療法中にみられる合併症には，白血球減少，貧血，食事のときにしみたり痛んだりする放射線食道炎などがあります。放射線療法の合併症は照射した部位にしか現れないので，胸部に照射しても髪の毛が抜けることはありません。化学放射線療法（薬物療法＋放射線療法）では，抗がん剤（細胞傷害性抗がん薬）特有のむかつきや食欲不振，手足のしびれなどの合併症が加わり，また放射線療法による合併症も強く出ます。ただし，通常，このように照射期間中に現れる合併症は，治療終了後，時間とともに改善します。

　肺は放射線の影響を受けやすく，とくに 40 Gy 以上照射された場所は高い頻度で照射終了直後～数カ月後に「放射線肺臓炎」を起こします。放射線肺臓炎は通常，照射野に一致してみられ，症状のないこともしばしばです。多くは少し咳が出る程度で知らないうちに治まってしまいますが，ときに発熱，息苦しさなどの症状で重症化することがあります（2～8％程度）。残念ながら，まれに放射線肺臓炎が原因で亡くなる患者さんもいます（1～3％程度）。高齢の方，肺に基礎疾患（持病）を有する方，喫煙歴がある方などは放射線肺臓炎の危険性が高くなることが知られています。

　放射線療法後，何年も経ってから起こる合併症（晩期合併症）のひとつに，下半身の麻痺を生じるような放射線脊髄症がありますが，現在では，治療計画に基づいて，脊髄への合計線量を影響の受けにくい安全な範囲に設定していますので，その心配はほとんどありません。

40 肺がんの治療薬にはどのようなものがありますか

A

　肺がんの種類（非小細胞肺がん，小細胞肺がん），進行度，患者さんの年齢や健康状態などによって肺がんの治療薬は異なります。肺がんの治療薬には「抗がん剤（細胞傷害性抗がん薬）」，「分子標的治療薬」，「免疫チェックポイント阻害薬」の3つがあります（巻末の**肺がん治療に使用される薬剤一覧**参照）。

❶ 抗がん剤

　抗がん剤は，従来から用いられている治療薬であり，がん細胞を直接攻撃する薬剤です。非小細胞肺がんでは，シスプラチン，カルボプラチンなどのプラチナ（白金）製剤，パクリタキセル，ドセタキセル，ゲムシタビン，ビノレルビン，イリノテカン，ペメトレキセド，アルブミン懸濁型パクリタキセルといった注射薬，S-1という経口薬があります。小細胞肺がんでは，上記のプラチナ製剤のほか，エトポシド，イリノテカン，アムルビシン，ノギテカンといった注射薬が用いられます。抗がん剤での治療については**Q41**を参照してください。

　抗がん剤は，プラチナ製剤とそのほかの抗がん剤を組み合わせる併用化学療法のほか，プラチナ製剤以外の1種類のみの抗がん剤（パクリタキセル，ドセタキセル，ゲムシタビン，ビノレルビン，イリノテカン，S-1，ペメトレキセドなど）を使用した治療や，これらの薬剤のうちの2剤を組み合わせた治療が検討されます。

❷ 分子標的治療薬

　分子標的治療薬は，ドライバー遺伝子変異といわれる遺伝子変異や融合遺伝子を有する非小細胞肺がんに対して用いられます。がん細胞にドライバー遺伝子変異がある場合，ドライバー変異の部分を阻害することで，がん細胞の増殖を効率的に抑えることができます。現在用いられている分子標的治療薬は次頁の**表**の通りです（**Q43**参照）。

　がんが進行する際には，栄養や酸素が必須であり，がん自体が新たな血管を次々と作りながら栄養の確保を行っています。この働きを「血管新生」といいますが，この働きを抑えることによって，がんを兵糧攻めにし，進行を抑えられると考えられます。ベバシズマブやラムシルマブという薬剤は，血管新生を阻害し，がん細胞

表　ドライバー遺伝子変異に対応する分子標的治療薬

ドライバー遺伝子変異	用いられる分子標的治療薬
ＥＧＦＲ遺伝子変異	オシメルチニブ，ゲフィチニブ，エルロチニブ，アファチニブ，ダコミチニブ
ALK融合遺伝子	アレクチニブ，ブリグチニブ，ロルラチニブ，セリチニブ，クリゾチニブ
ROS1融合遺伝子	クリゾチニブ，エヌトレクチニブ
BRAF遺伝子 V600E変異	ダブラフェニブ＋トラメチニブ
MET遺伝子変異	テポチニブ，カプマチニブ
RET融合遺伝子	セルペルカチニブ
KRAS遺伝子 G12C変異	ソトラシブ
HER2遺伝子変異	トラスツズマブ デルクステカン
NTRK融合遺伝子	エヌトレクチニブ，ラロトレクチニブ

の増殖を抑えます。ベバシズマブはプラチナ製剤とそのほかの抗がん剤の2剤併用療法と同時に用いられ，治療が有効であればベバシズマブ単独，またはプラチナ製剤以外の抗がん剤とベバシズマブを併用して，維持療法として治療が継続されます。ラムシルマブはドセタキセルと併用して，化学療法後の再燃に対して用いられます。

❸ 免疫チェックポイント阻害薬

　もともとがん細胞には，リンパ球などの免疫細胞の攻撃を逃れる仕組みがありますが，免疫チェックポイント阻害薬はその仕組みを解除する治療薬です。現在，非小細胞肺がんの治療薬としてPD-1抗体とPD-L1抗体，CTLA-4抗体が用いられています。PD-1抗体にはニボルマブとペムブロリズマブ，PD-L1抗体にはアテゾリズマブとデュルバルマブ，CTLA-4抗体としてイピリムマブとトレメリムマブがあります（**Q45**参照）。

　ペムブロリズマブやアテゾリズマブ，ニボルマブとイピリムマブはプラチナ製剤とそのほかの抗がん剤と組み合わせて使われることもあります。デュルバルマブとトレメリムマブはプラチナ製剤とそのほかの抗がん剤と組み合わせて使われます。

抗がん剤治療（化学療法）はどのような治療ですか

A

　抗がん剤（細胞傷害性抗がん薬）での治療（化学療法）は，がん細胞を直接攻撃する薬剤を用いた治療です。手術や放射線療法が局所的な治療法であるのに対して，化学療法では，のみ薬や注射で投与された抗がん剤が血液の中に入り，血流に乗って全身をめぐり，全身にひろがったがん細胞に効果を発揮する全身治療です。「抗がん剤」とは，がん細胞の細胞増殖過程に働いて，がん細胞の増殖を妨げ，がん細胞の死滅を促す目的で作られた薬剤です。がんの進行度（ひろがりや転移の状態）や患者さんの健康状態を総合的に判断して化学療法を行います。手術や放射線療法が適応とならない場合には抗がん剤を含む薬物療法を行います。残念ながら現時点では化学療法だけで肺がんを完治させることはできませんが，肺がんを縮小させたり，進行を抑えたり，肺がんによって起こる症状をやわらげる効果，および延命効果が期待されます。また，がんの進行度〔臨床病期（ステージ），Q28 参照〕によっては，手術や放射線療法と組み合わせて抗がん剤を用いることで治癒率を高めることがわかっています。

　抗がん剤だけを用いて治療するのは，肺がんのひろがりにより完治を目指した放射線療法ができない臨床病期（ステージ）III期もしくはIV期で，全身状態が良く，また問題になるような基礎疾患（持病）がない患者さんです。

　どのような薬剤を使って治療を行うのかは，肺がんの種類（腺がん，扁平上皮がん，小細胞肺がんなどと分類される組織型），進行度，年齢や健康状態などを考慮して決定されます。より効果を高めるために作用の異なる抗がん剤を組み合わせて用いる併用療法も広く行われています。

　抗がん剤はがん細胞だけでなく，正常な細胞に対しても作用します。したがって，抗がん剤の投与量を増やすとがん細胞に対する効果は増強しますが，正常細胞への有害な反応（副作用）も強くなります。そのため，抗がん剤の投与量やスケジュールは，効果と副作用のバランスが最適になるよう臨床試験により厳密に検討されたうえで決定されています。治療間隔は 1 サイクルが 3〜4 週間で行われることが一般的ですが，治療効果と副作用には個人差があるので，慎重に評価を行いながら決める必要があります。また，どれくらいの期間や回数の化学療法を継続するのかは，治療効果と副作用だけでなく，肺がんの種類，抗がん剤の種類，治療の目的な

第4章

治療の概要──薬物療法

どによっても異なります。

● 抗がん剤の投与スケジュール例

　抗がん剤の投与スケジュールは，使用する抗がん剤の種類によって変わりますが，抗がん剤投与により起こる副作用のため，のみ薬の抗がん剤以外では毎日投与することはなく，投与後に休養（休薬）期間が設けられます。この投薬期間と休養期間を含めたワンセットを1サイクルと呼びます（1クール，1コースと呼ばれることもあります）。肺がんの治療の場合は，通常3～4週を1サイクルとすることがほとんどですが，薬剤の種類によってさまざまなパターンがあります。

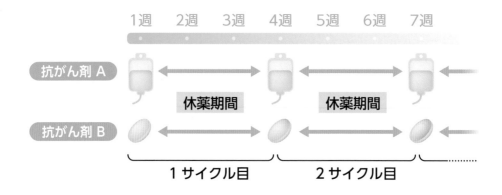

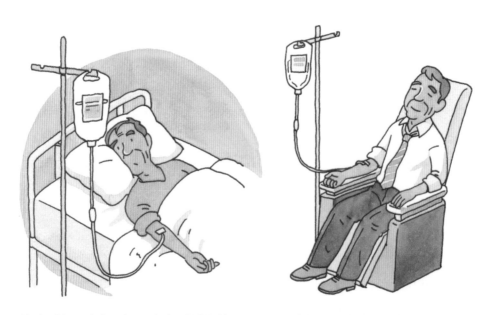

　抗がん剤での治療は多くの場合，点滴注射で行います。外来で行う場合と入院して行う場合がありますが，抗がん剤の特性や副作用を考慮して決定します。

42 抗がん剤治療（化学療法）はつらいと聞きましたが副作用について教えてください。また，何を注意しておけばよいのでしょうか

A

　現在のところ，がん細胞だけに作用し，正常細胞には作用しないという抗がん剤（細胞傷害性抗がん薬）はまだ開発されていません。抗がん剤は正常な細胞にも作用してしまうため，副作用が生じます。抗がん剤は細胞の分裂・増殖を阻害することで効果を発揮するので，一般的に分裂と増殖が盛んな細胞（骨髄細胞，消化管粘膜，毛根など）が影響を強く受けます。

❶ 消化器毒性・血液毒性

　これらの抗がん剤の主な副作用とその発現時期を**図**に示します。これらの副作用は用いる抗がん剤の種類によって異なり，発現頻度・程度にも個人差があります。軽い副作用であれば，自然に軽快することがほとんどであり，悪心（吐き気）・嘔吐には吐き気止め（制吐剤），下痢には下痢止め（止痢剤）というような対症療法を行いながら回復を待ちます。白血球（とくに好中球）の減少時には，その程度と感染症の危険性などを考慮してG-CSF製剤という白血球を増加させる製剤を用いることもあります。うがいや手洗いをして感染を予防しましょう。好中球減少時の発熱時には抗菌薬での治療が必要となります。

　抗がん剤の種類によっては，アレルギー反応，悪心・嘔吐などが高い頻度で発現することがわかっていますので，予想される副作用を予防する薬剤などを併用しながら治療を行います。抗がん剤によって引き起こされる悪心や嘔吐に対しては専用の制吐剤が新規に開発され，広く用いられています。

❷ 腎毒性

　肺がんで用いることの多いプラチナ製剤のなかでも，とくにシスプラチンでは腎機能障害が比較的高い頻度で起こるので，予防のために尿量を確保する必要があり，点滴量が多くなります。最近では点滴の代わりに経口補液も用いられます。

　予防や対症療法を行っても重篤な副作用が出てしまった場合には，抗がん剤の投与量を減らすか，ほかの抗がん剤に変更することなどを検討する必要があります。

第4章
治療の概要――薬物療法

111

❸ 神経毒性

パクリタキセルは末梢神経障害をきたし，手足のしびれが起こることがあります。しびれに対する有効な薬剤がないため，しびれによって日常生活に影響が出る前にパクリタキセルを減量するか中止するかの検討が必要となります。しびれの程度を担当医に伝え，その後の治療について相談してください。

❹ 抗がん剤治療を受ける際の注意点

市販薬，漢方薬，健康食品などのなかには，化学療法に悪影響を与えるものもあるので注意が必要です。

化学療法で効果を得るためには，副作用をうまく乗り切って治療を継続していくことが重要ですが，抗がん剤の効果と副作用の程度は患者さんによって個人差がありますので，担当医と相談しながら最善の方法を選択していく必要があります。そのためには，患者さん自身が自分の病状，治療の必要性，副作用などをよく理解したうえで治療を受けることが大切です。予想される副作用を理解し，対策を立てておくことで，気持ちに余裕をもって治療を受けることができます。気になる症状があれば，担当医，看護師に伝え，早期発見・早期治療につなげましょう。

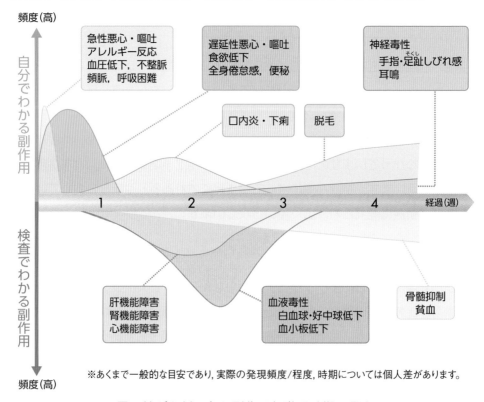

※あくまで一般的な目安であり，実際の発現頻度/程度，時期については個人差があります。

図　抗がん剤の主な副作用と発現時期の目安
出典：国立がん研究センター　がん情報サービス「化学療法全般について」（一部改変）

43 分子標的治療とはどのような治療ですか

A

　がんに関する研究の結果，がん細胞は正常の細胞に比べて，ある種の遺伝子やタンパク質に異常が認められたり，量が増加していることがわかってきました。この異常な遺伝子は，「がん遺伝子」と呼ばれ，がん化やがんの増殖の原因になっていると考えられています。また，がん細胞が増殖するためには，がん細胞が増殖しやすい環境を獲得する必要があることもわかってきました。がんの発生や進行に直接的な役割を果たす遺伝子を「ドライバー遺伝子」と呼びます。分子標的治療とは，がん遺伝子により産生されるタンパク質などを標的として，その働きを抑えたり，「がん周囲の環境を整える因子」を標的にして，がん細胞が増殖しにくい環境を整える治療法です。ドライバー遺伝子に変異があるがんでは，ドライバー遺伝子を標的とした薬（分子標的治療薬）が有効です。近年開発が盛んに行われており，国内において使用可能な薬剤が増えてきています。

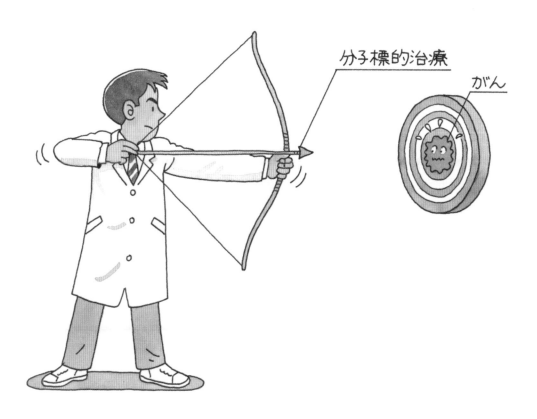

第4章

治療の概要 —— 薬物療法

❶ 非小細胞肺がんに対する分子標的治療薬

非小細胞肺がんに対する分子標的治療薬として，EGFR，ALK，ROS1，BRAF，NTRK，MEK，MET，RET，KRAS，HER2 阻害薬，血管新生阻害薬があります（**Q40** 参照）。これら分子標的治療薬が適応となるのは，がん細胞におけるEGFR 遺伝子変異やALK 融合遺伝子，ROS1 融合遺伝子，BRAF 遺伝子変異などのドライバー遺伝子変異があるときに限られます（血管新生阻害薬を除く）。そのため，病変を生検（一部を切除すること）したり，がん細胞が存在する胸水などを採取したりして，遺伝子検査に提出することが重要です。

❷ 治験について

承認前の薬剤でも，治験と呼ばれる臨床試験で，専門病院で治療を受けられることがあります（**Q29** 参照）。ただしその場合は，まだ薬剤の適切な使用量・安全性・効果がはっきりしていない段階であることと，患者さん自身の病状が臨床試験の対象となる基準と一致しなければ治療を受けることができないことを理解する必要があります。

❸ 分子標的治療薬の注意点

分子標的治療薬は，今後，非常に期待される薬剤であることは間違いありません。しかし，まだがん治療の特効薬といえるものではありませんし，副作用もまったくないわけではありません。今までの抗がん剤（細胞傷害性抗がん薬）と一緒に使用したほうがよい場合もあれば，単独で用いたほうがよい場合もあります。治療の最初から用いたほうがよい場合もありますし，再発・再燃後の治療として用いたほうがよい場合もあります。

最近の研究では，がんの種類やからだの状態などによっても効果に差があることがわかってきています。何より，分子標的治療薬が作用するドライバー遺伝子の状態も個々によってさまざまで，この違いが効果に密接に関係しているといわれています。分子標的治療薬が患者さんの治療に適しているのかどうかを知るためには，まずがん治療を専門としている病院を受診し，専門医に意見を聞いてみる必要があるといえるでしょう。

44 分子標的治療薬の副作用や注意したほうがよいことにはどのようなものがあるでしょうか

A 分子標的治療薬（ぶんしひょうてきちりょうやく）では，従来の抗がん剤（こう）（細胞傷害性抗がん薬（さいぼうしょうがいせいこう））（やく）ではみられない特有の副作用が生じることがあります。

❶ EGFR 阻害薬

ゲフィチニブ，エルロチニブ，アファチニブ，ダコミチニブ，オシメルチニブといった EGFR（イージーエフアール）阻害薬では，かゆみを伴うにきび，肌の乾燥，爪や鼻粘膜の炎症，口内炎，下痢，肝臓の機能の低下などの副作用がみられることがあります。しかし，多くの場合は軽症で，薬剤を一時的に中止することや対症的な治療で改善します。ただし，なかには重症の場合もあり，治療継続を断念せざるを得ないこともあります。爪の周りの炎症（爪囲炎（そういえん））に対して軟膏（なんこう）や抗菌薬の内服で改善しなければ，皮膚科での処置が必要になる場合があります。重い副作用として間質性肺炎（かんしつせいはいえん）があります。これは，薬剤によって肺の弾力性が失われ，呼吸をすることが困難になる病気です。ゲフィチニブでは，間質性肺炎が起こる頻度は 3〜6%，副作用による死亡率は 1〜3% と報告されています。わが国で行われた調査研究によると，男性の喫煙者（きつえん）がゲフィチニブによる間質性肺炎になりやすいことがわかりました。逆に，女性の非喫煙者では，間質性肺炎の副作用は少ない傾向にあります。また，もともと間質性肺炎を合併している患者さんでは間質性肺炎が悪化する危険性が高くなります。ゲフィチニブやエルロチニブの治療で間質性肺炎が起こらなかった患者さんでも，オシメルチニブの治療で間質性肺炎が起こることもあり，注意が必要です。定期的な画像検査（胸部 X 線や CT）を受け，呼吸が苦しくなった場合は，早めに担当医へ連絡することが重要です。

❷ EGFR 阻害薬以外

クリゾチニブの副作用には，視覚障害（明るさの変化でのちらつきなど），悪心（おしん）（吐き気），下痢，味覚障害，浮腫（ふしゅ）などがあります。重い副作用として間質性肺炎が起こることがあり，重い肝機能障害や不整脈も少ないですが認められていますので，定期的な経過観察が必要です。アレクチニブに関しては，肝機能障害や味覚障害，血液毒性（白血球数，血小板数などの減少）などが報告されています。セリチニブ

の副作用には，悪心（吐き気），下痢，肝機能障害などがあります。ロルラチニブでは，高脂血症（血液中のコレステロールや中性脂肪の値が増加）や物忘れ，気分の落ち込みなどの神経症状が起こることがあります。

　ダブラフェニブ＋トラメチニブの併用療法では，発熱が起こりやすく，解熱剤による対症療法が必要となります。

　テポチニブやカプマチニブの副作用には，浮腫，悪心（吐き気），下痢などがあります。

　セルペルカチニブの副作用には，下痢，口腔内乾燥，過敏症（発熱，発疹，肝臓の機能の低下，血小板数の低下）などがあります。

　ソトラシブの副作用には，下痢，悪心（吐き気），疲労，肝機能障害などがあります。

　ベバシズマブやラムシルマブでは，従来の抗がん剤とは異なる特徴的な副作用として，高血圧，タンパク尿，鼻出血などが認められます。自宅で定期的に血圧を測定し，担当医に知らせましょう。また，頻度は高くありませんが，喀血（肺出血）や消化管出血・穿孔といった副作用もあります。痰に血が混じる，急激な腹痛があった場合には，直ちに担当医に連絡するなど，そのときの対処の仕方を確かめておく必要があります。

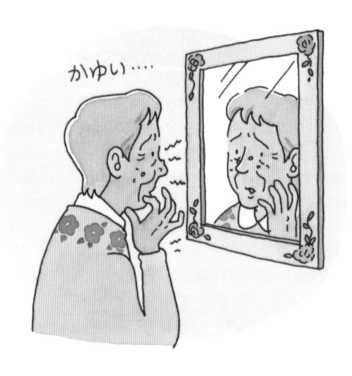

かゆい‥‥

免疫療法，免疫チェックポイント阻害薬とはどのような治療ですか

❶ 免疫療法

　免疫療法には，民間や一部の医療機関で勧められているものがありますが，多くの場合，健康食品を利用するものや，免疫力を担い，がん細胞を攻撃することのできる白血球や抗体を増やしてからだの中に入れる方法となります。これらは臨床試験で効果と安全性を検証されてはおらず，医学的に有用性が証明されたものではありません。したがって，その実態はさまざまであり，なかには無治療と等しいものも存在します。また，自由診療では数十万～数百万円になる場合もあります。これらは総じて科学的根拠が十分に検証された治療法ではないといえます。これまでに，非特異的免疫賦活療法，養子免疫療法や，種々のがん由来タンパクやペプチドを利用したワクチン療法などが臨床で検討されてきました。しかし，今までのところ有効性の確立したものはありません。

❷ 免疫チェックポイント阻害薬

　一方，PD-1 抗体や PD-L1 抗体のような免疫チェックポイント阻害薬は，抗がん剤（細胞傷害性抗がん薬）よりも有効性が高いことが臨床試験で科学的に証明されました。2015 年末にニボルマブがわが国で初めて承認され，その後，2016 年にペムブロリズマブ，2017 年にアテゾリズマブ，デュルバルマブ，2020 年にイピリムマブ（ニボルマブとの併用），2022 年にトレメリムマブ（デュルバルマブとプラチナ製剤，そのほかの抗がん剤との併用）が承認されました。免疫チェックポイント阻害薬は，がん細胞がリンパ球などの免疫細胞の攻撃を逃れる仕組みを解除する薬剤です。PD-L1 というタンパク質ががん細胞にたくさん認められる患者さんで PD-1 抗体や PD-L1 抗体の有効性が高いと報告されており，がん細胞の組織標本を用いて PD-L1 免疫染色という検査が行われます。

　進行非小細胞肺がんに対して 2018 年までは免疫チェックポイント阻害薬単独での治療しか行われてきませんでしたが，2018 年の年末にペムブロリズマブやアテゾリズマブとプラチナ製剤とそのほかの抗がん剤を組み合わせて使う治療が初回治療として承認されました。また，2020 年の年末にニボルマブとイピリムマブの併用療法，およびこの併用療法とプラチナ製剤とそのほかの抗がん剤を組み合

わせて使う治療，2022年の年末にはデュルバルマブとトレメリムマブ，プラチナ製剤とほかの抗がん剤を組み合わせて使う治療が初回治療として承認されました。また，胸部放射線治療の対象とならない（進展型）小細胞肺がんに対しても，アテゾリズマブあるいはデュルバルマブを，プラチナ製剤とエトポシド併用化学療法と組み合わせる治療が初回治療として承認されました。いずれも，プラチナ製剤を含む併用化学療法と比較して高い有効性が示されたためです。ただし，体力が低下している場合や基礎疾患（持病）によっては適応とならない場合もあります。

　非小細胞肺がんで1％以上（とくに50％以上）のがん細胞にPD-L1が認められた場合には，初回の薬物療法としてペムブロリズマブ単独の治療が適応となります。また，非小細胞肺がんで50％以上のがん細胞，または10％以上のがん細胞浸潤免疫細胞にPD-L1が認められた場合には，初回の薬物療法としてアテゾリズマブ単独の治療が適応となります。何らかの理由で初回の薬物療法に免疫チェックポイント阻害薬が使用されず，プラチナ製剤とそのほかの抗がん剤を組み合わせる併用化学療法が行われ，その後進行した場合の二次治療として，ペムブロリズマブ（1％以上のがん細胞にPD-L1が認められる場合）やニボルマブ，アテゾリズマブが用いられることがあります。

　手術が適応とならないⅢ期の非小細胞肺がんでは，プラチナ製剤を含む化学放射線療法が行われますが，化学放射線療法に続けて1年間デュルバルマブによる治療が行われます（**Q64**参照）。

　免疫学の急速な進歩により，免疫チェックポイント阻害薬を用いた免疫療法はがんに対する有力な治療法となり，長期にわたって進行をきたさない患者さん，元気で長生きできる患者さんが増えています。その一方で，抗がん剤（細胞傷害性抗がん薬）や分子標的治療薬と同様，すべての患者さんに有効な治療ではなく，急激にがんが進行する場合もあります。また，免疫に関連した副作用（間質性肺炎，甲状腺や下垂体などの機能低下症，大腸炎，皮膚炎，肝炎，脳脊髄炎，サイトカイン放出症候群，心筋炎など）を起こすことがあり，注意が必要です（**Q46**参照）。

免疫チェックポイント阻害薬の副作用や注意したほうがよいことにはどのようなものがあるでしょうか

❶ 免疫関連有害事象（irAE）とは？

　免疫チェックポイント阻害薬は，がん細胞によって抑えられていた免疫細胞を再び活性化させるため，免疫が働きすぎることによる副作用が現れる可能性があります。この免疫に関与した副作用は「免疫関連有害事象（irAE）」と呼ばれています。irAE は，皮膚，消化管，肝臓，肺，ホルモン産生臓器に比較的多く生じることが知られていますが，腎臓や神経，筋，眼にも生じ得ることが報告されており，全身のどこにでも副作用が生じる可能性があります。一般的には，間質性肺炎，大腸炎，1 型糖尿病，甲状腺機能障害などのホルモン分泌障害，肝・腎機能障害，皮膚障害，重症筋無力症，筋炎・心筋炎，ぶどう膜炎などの副作用が報告されています。症状の現れ方には個人差がありますが，あらかじめ irAE の種類や症状を知っておくことは，irAE の早期発見と対処につながります。また，irAE は今までの抗がん剤（細胞傷害性抗がん薬）による副作用とは異なり，ステロイドと呼ばれる免疫抑制薬で対処することがあります。重症度に応じて速やかに適切な治療を行うことで，多くの irAE をコントロールすることが可能ですが，重症例や死亡例も報告されているため，医師，薬剤師，看護師の指導を受けながら，患者さん自身による注意深い観察も必要となります。製薬会社が作成している治療日誌などを利用して，irAE の早期発見に努めましょう。

❷ 症状と対処法について

　たとえば，「間質性肺炎」では，初期症状として，息切れ，空咳（痰の出ない咳），発熱などが知られており，普段と比べてこのような症状が悪化してきた場合は，担当医に連絡しましょう。「大腸炎」では，下痢や血便（黒い便を含む），腹痛がみられることがあります。普段より排便回数が 4 回以上増加したり，ネバネバした便や血便を伴う下痢があった場合は，担当医に連絡しましょう。なお，市販の下痢止めなどを自己判断で飲むことによって，実際の症状より軽くみえてしまうことがありますので，自己判断で下痢止めを飲むことは避け，必ず医師の指示にしたがいましょう。「1 型糖尿病」では，急激に血糖値が上昇する場合もあり，普段より，口が渇く，水分を多くとる，尿量が増えるといった症状を認めた場合は担当医に連絡

しましょう。「重症筋無力症」では，筋力が低下することによって，まぶたが下がったまま戻らない，手足に力が入らない，食べ物がうまく飲み込めない，呼吸が苦しいといった症状を認めることがあります。なお，症状は朝と夕方で異なることもあります。これらの症状を認めた場合も担当医に連絡しましょう。「筋炎・心筋炎」は，心筋を含む筋肉に炎症が起こる病気です。急性の場合，命にかかわる場合がありますので，疲れやすい，だるい，筋肉が痛む，発熱，咳，胸の痛みといった症状を認めた場合は担当医に連絡しましょう。

　比較的多くみられる副作用としては，「皮膚障害」や「ホルモン分泌障害」があります。「皮膚障害」には，発疹，かゆみなどの症状があります。「ホルモン分泌障害」は，定期的な血液検査で発見されることが多く，自覚症状がない場合もあります。これらの症状は軽く済む場合が多いとされていますが，いつもと違う症状に気がついた場合は担当医に報告しましょう。

❸ 発現時期について

　irAE の多くは治療開始後約 2 カ月以内の比較的早い時期に起こりやすい傾向があります。しかし，投与後すぐに起こるとも限らず，投与終了後，数週間から数カ月経過してから起こることもあるため，投与終了後にも irAE の発現に注意が必要となります。治療薬が変わった後でも，いつもと違う症状に気がついた際は，早めに医師，薬剤師，看護師に相談しましょう。

緩和ケアとはどのようなものですか。どうすれば受けられるのでしょうか

❶ 緩和ケアとは

　緩和ケアとは，重い病を抱える患者さんやその家族ひとりひとりの，からだやこころなどのさまざまなつらさをやわらげ，より豊かな人生をおくることができるように支えていく医療やケアのことです。がんとつき合っていくなかで，痛みや息苦しさなどの「身体的苦痛」，不安や気分の落ち込みなどの「精神的苦痛」，仕事や経済的な問題などの「社会的苦痛」，人生の意味への問いや価値観・死生観の変化などの「スピリチュアルな苦痛」のような，さまざまな苦痛（全人的苦痛）を経験されるかもしれません（**図**）。

　がんと診断を受けたときから，これらのさまざまな苦痛をやわらげる緩和ケアを，がん治療と並行して受けることで「QOL（生活の質）」が良くなることが期待されます。担当医・看護師・薬剤師はもちろん，「身体的苦痛」には緩和ケア医・麻酔科医・放射線治療医・理学／作業／言語聴覚療法士・歯科医・歯科衛生士・栄養士など，「精神的苦痛」「スピリチュアルな苦痛」には精神科医・臨床心理士など，「社会的苦痛」には医療ソーシャルワーカーなどのさまざまな職種の専門家が，これらの苦痛をやわらげ，上手にがんと付き合っていけるようサポートします。

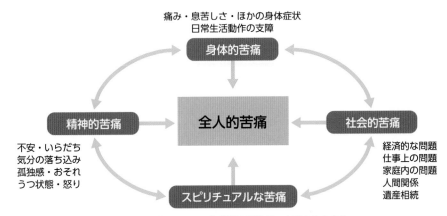

図　全人的苦痛の4つの側面

参考：Saunders C, et al. The management of terminal malignant disease, 3rd ed. pp6-7. Edward Arnold, London,1993

第4章

治療の概要──緩和ケア

❷ 緩和ケアをいつ受けるか

　緩和ケアは，いつでも，どこでも，誰でもが，それぞれの希望や必要に応じて受けられるような体制作りが進んでいます。けっして終末期のみに行われるものではありません。がん治療医は基本的緩和ケアの研修を受けており，患者さんにがん治療と並行して緩和ケアを提供し，また，緩和ケアの専門家が行う専門的緩和ケアへの橋渡しをすることができます。実際に，早い段階からがん治療と並行して緩和ケアを受けた肺がん患者さんでは QOL が良くなり，抑うつが改善し，さらに生存期間が延長する可能性も示唆されたという報告があり，早期から緩和ケアを受けることが重要であると考えられています。

　緩和ケアの相談には，外来通院中は「がん相談支援センター」や「緩和ケア外来」，入院中は「緩和ケアチーム」，在宅療養中は「在宅医・訪問看護師・ケアマネジャー」が主に対応します。緩和ケアの窓口がわからない場合には，身近な担当医や看護師に遠慮なく声をかけ相談してください。

緩和ケアを受ける場合の療養場所についても教えてください

　緩和ケア中心の療養方法として，主に「自宅などでの在宅緩和ケア」と「緩和ケア病棟（ホスピス）への入院」があります。がん治療中でも，介護保険を導入して訪問診療を並行して受けたり，急性期治療終了後に一般病棟・回復期リハビリテーション病棟・地域包括ケア病棟などで一時的な療養を行うなど，状況に応じてさまざまな場所で療養することが可能です。

❶ 自宅での療養について

　在宅緩和ケアは，医療保険や介護保険などを利用して自宅の環境を整えたうえで，訪問診療医や訪問看護師などによる緩和ケアを自宅で受ける方法です。住み慣れた自宅に"入院"しているイメージとなります。また，がん治療中でも，抗がん剤治療のための通院をしながら，並行して訪問診療を受けることも可能です。最近では，自宅に近い環境でほかの利用者と暮らすことのできるホームホスピスや，サービス付き高齢者向け住宅への訪問診療など，住み慣れた地域でがんとともに生活するためのさまざまな在宅療養のかたちがあります。

　いずれにしても，どれかひとつの療養方法に限定しなければならないわけではありません。苦痛の症状やご本人の希望，家族の状況に合わせて，その時どきで一番良い方法を考えていきます。あなたが，どこでどのように過ごしたいか，何を大切にして療養したいかを，事前に家族と話し合っておくとよいでしょう。担当医や医療ソーシャルワーカーが相談に乗り，ご希望に沿った療養場所を一緒に探すことが可能ですので安心してください。

❷ 入院での療養について

　急性期治療が終了し回復の見込みがあっても，すぐに自宅退院が難しい場合には一般病棟・回復期リハビリテーション病棟・地域包括ケア病棟などで一時的な療養や症状緩和を行うことが可能です。

　主に継続的な症状緩和が必要な場合に入院を考慮する緩和ケア病棟では，がん自体への治療は行いませんが，がんに伴うさまざまな苦痛に対しては最大限の治療やケアを行うための環境が整っています。緩和ケア病棟は施設によって特徴や役割が

異なりますが，一般的には「苦痛緩和のための専門的対応」「看護師など多職種によるケアの充実」「家族とくつろげる病室や談話室がある」などのメリットがあります。緩和ケア病棟は「最期の場所」という役割もありますが，最近では症状が安定し，ご本人と家族の希望があれば自宅での療養に切り替えることも積極的に勧められるようになっています。また，多くの緩和ケア病棟では前もって面談や登録が必要です。お近くの緩和ケア病棟の特徴や入院のための手続きについては医療ソーシャルワーカーに相談したりウェブサイトなどで確認しましょう。

がんの治療中にリハビリテーションを行ったほうがよいのですか

　わが国では日本リハビリテーション医学会より「がんのリハビリテーション診療ガイドライン」が定められ，肺がんの患者さんにも必要に応じて適切なリハビリテーションが行われます。病期別に①予防的，②回復的，③維持的，④緩和的と，患者さんそれぞれの状況と目的に合わせたリハビリテーションを実施している医療機関も増えており，徐々に普及しています。それぞれの状況におけるリハビリテーションの目的は以下のようになっています。

①予防：手術前には体力や身体の機能を維持して，手術後は肺炎などの合併症を防ぎ，その後の機能回復を積極的に促します。

②回復：薬物療法や放射線療法の間にも筋力や体力が低下することがあるので，これらをできるかぎり維持，回復させます。

③維持：肺がん治療の途中で身体機能や体力が低下したり，運動障害や感覚障害などの後遺症が残ったり，がんの転移によって新たな身体の障害が起こる場合があります。そのような場合にも，できるかぎりその障害から回復をはかるリハビリテーションを行って日常生活上の動作ができるように，あるいは安全に行えるように，その方法や工夫についての指導などをします。

④緩和：緩和ケア中心となった時期においても，運動機能の維持やQOL（生活の質）を保つための支援をします。

　具体的には，胸部や手足の筋肉のストレッチ，全身の比較的大きな筋肉の筋力トレーニング，息切れが強くならない程度でのウォーキングなどの有酸素運動，呼吸法の練習，日常生活における動作の方法の指導が行われます。また，生活環境の整備も含めた日常生活上の工夫のアドバイスが受けられます。実際のがんの進行度と身体状況や家族の希望など，さまざまな状況に合わせて可能なかぎりQOLを維持できるように，リハビリテーション専門職（理学療法士：PT，作業療法士：OT，言語聴覚士：ST）とほかのスタッフが協力してリハビリテーションを行っていきます。

　ただし，息苦しさや痛みなどの肺がんによる症状や，肺がん治療（手術療法，薬

第4章 治療の概要──リハビリテーション

物療法，放射線治療，緩和ケアなど）の影響によっても体調は変化しますので，体調や治療次第ではリハビリテーションの内容を変更したり，場合によってはリハビリテーションを行わないほうがよいときもあります。

　肺がん治療中でもリハビリテーションは必要に応じて行えるとよいですが，実際の身体の具合や，どのようなリハビリテーションを行うのが適しているのかなど，まずは担当医やリハビリテーション専門職と相談してみてください。

参考情報

がんとリハビリテーション医療
https://ganjoho.jp/public/dia_tre/treatment/
rehabilitation/index.html
（国立がん研究センター　がん情報サービス）

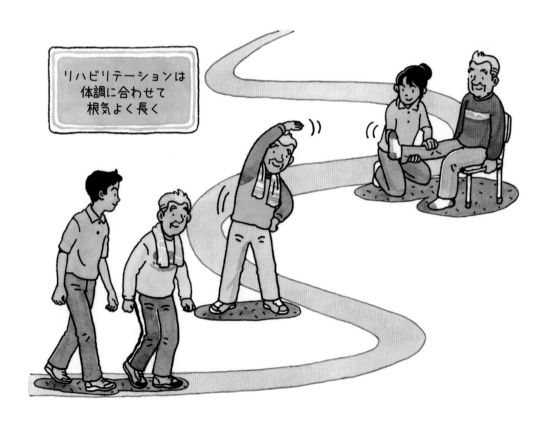

第5章

症状がある場合，
転移がある場合の治療

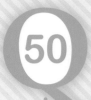

Q 50 つらい痛みがあります。痛みはとれる でしょうか

❶ 痛みの原因

　痛みとは，あなたのからだのどこかが傷ついたとき，あるいはその前後に感じる不快な感覚や感情の変化のことです。

　がんの痛みの原因には下記のようにさまざまなものがあります。痛みの原因によって対処法や使用する痛み止めが異なるため，まずは痛みの原因について正しい診断を受けることが重要です。

①がん自体が原因の痛み：がんがある場所で感じる痛み，骨への転移により感じる骨の痛みなど
②がん治療に伴う痛み：外科治療後の痛み，薬物療法や放射線療法の副作用による口内炎の痛みなど
③がんに関連した痛み：手足のむくみや便秘などによる痛みなど

❷ 痛みの性質

　痛みの性質にも下記のようにさまざまなものがあります。痛みの性質によって原因が推定でき適切な痛み止めを選択できますので，どのような性質の痛みなのかを担当医や看護師に伝えることが大切です。

①体性痛：皮膚・粘膜・骨・筋肉・関節などの痛みで，ズキズキと痛い場所がはっきり分かり，体の動きで悪化することが多い
②内臓痛：食道・胃・腸・肝臓・腎臓などの臓器の痛みで，痛い場所がはっきりしない重く絞られるような痛みで，体の動きとは無関係に感じることが多い
③神経障害性疼痛：神経が障害されることによる痛みで，しびれやビリビリと電気が走るような痛みを神経の走行に沿って感じ，感覚や運動の麻痺を合併することがある

❸ 痛みの伝え方

　がんの痛みを我慢すると，がんと闘うための体力を消耗し，気持ちも落ち込んで

しまいます。痛みはあなたが感じていても診察や検査ではわからない症状なので，我慢せず担当医や看護師に伝えることが大切です。

痛みの伝え方として，以下のことを参考にしましょう。

①痛みの場所とひろがり：1か所だけか・複数か所か，指でさせる狭い範囲か・広い範囲か
②痛みの強さ：まったく痛くない場合を0，最悪の痛みを10とすると「今の」痛みは何点か，「1日で一番強いときの」「1日の平均の」痛みは何点か
③痛みの始まりとその後：いつからか・きっかけがあったか・ひどくなってきているか
④痛みがやわらぐとき・ひどくなるとき：お風呂に入るとやわらぐ・夜間に痛くなる・からだを動かすとひどくなる
⑤痛みの感じ方：ズキッとする・ズーンと重い感じ・ビリビリとしびれた感じ
⑥痛みの持続時間：1日中感じているのか・そうでなければ何分くらい痛みが続くか
⑦日常生活への影響：痛みのために眠れない，痛くて動く気がしない
⑧痛み止めの効果：処方されている痛み止めの効果はあるか・副作用はあるか

❹ 痛み止めの種類

痛み止めの種類としては下記のようなものがあり，痛みを正しく評価したうえで適切な痛み止めが選択されます。

①医療用麻薬以外の痛み止め：NSAIDs（非ステロイド性抗炎症薬）・アセトアミノフェン→主にズキズキとした骨・筋肉・関節などの痛みに使われる
②鎮痛補助薬：抗うつ薬・抗けいれん薬・ステロイドなど→主にビリビリとしびれるような，電気が走るような神経由来の痛みに使われる
③医療用麻薬：モルヒネ・オキシコドン・フェンタニルなど→主にズーンと重く感じる内臓由来の痛みや，がんによる痛み全般に使われる

これらの痛み止めは，痛みの強さによっても使い分けられます。まずは「医療用麻薬以外の痛み止め」から開始し，痛みが強くなると「医療用麻薬」を導入します。また，強い痛みの場合には最初から「医療用麻薬」を用いる場合もあります。「医療用麻薬以外の痛み止め」や「鎮痛補助薬」は医療用麻薬との併用が効果的な場合

があります。

　医療用麻薬は一般的に，時間を決めて欠かさず使用する定期薬に加えて，痛みが出たそのときに使用する頓服薬を組み合わせて使用します。頓服薬は，痛くなる前（トイレ移動の前・処置前・食事前など）に予防的に使用することもあります。また頓服薬は一般的には，吐き気や強い眠気がなければ，１時間あけて追加で使用することもできます。

　痛み日記（病院で配布されている服薬日誌など）やメモを利用することで，痛みの経過や頓服薬の使用時間やその効果などが把握でき，今後の痛みの治療についても相談しやすくなります。

❺ 痛み止め以外の治療

　さらに痛み止め以外の痛みをやわらげる治療としては，以下のようなものがあります。

①薬物療法：肺がんの治療薬でがんが小さくなれば痛みが軽減します
②放射線療法：骨や脳への転移による痛みなどに効果を発揮します
③神経ブロック：局所麻酔薬などにより，痛みの神経伝達を遮断して痛みをやわらげます
④原因に応じた治療：腸閉塞による腹痛であればチューブで腸の内圧を下げて痛みをやわらげます

　ご自身でできる工夫としては，気分転換やリラックスなどが一般的に勧められています。そのほか，できる範囲でからだを動かしたり，温めたりすることも効果があることがあります。担当医と相談してください。

　このように，さまざまな方法でつらい痛みをとり，QOL（生活の質）を改善することが可能です。まずは担当医や看護師など身近な医療者へ相談してみましょう。

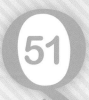

Q51 モルヒネ, 麻薬を使うといわれました。副作用や中毒が心配です

A 「医療用麻薬」の主なものとして, モルヒネ, オキシコドン, フェンタニル, トラマドール, ヒドロモルフォン, タペンタドールなどがあり, 患者さんの状態や痛みの原因・強さなどに合わせて選択されます。医療用麻薬は, 痛みをやわらげる効果が強く, がんに伴う痛みを取り除くために有効な薬剤です。一方で, 主な副作用には, 吐き気, 便秘, 眠気などがありますが, どれも適切な対応方法がありますので, ぜひご相談ください。

❶ 吐き気

必ず生じるわけではありませんが, 医療用麻薬を始めるときや増やすときに生じやすい副作用のひとつです。多くの場合, 1〜2週間程度でからだが慣れてくると, 自然に改善します。からだが慣れるまで, 吐き気止めを定期的にまたはそのつど頓用で使用します。食事は消化の良いものにする, 部屋の空気を入れ替えるなどの工夫も有効な場合があります。吐き気がいつどのようなときに出るかを担当医や看護師, 薬剤師に伝えてください。

❷ 便秘

医療用麻薬を定期的に使用している患者さんの約80％が経験します。下剤を上手に使うことで対応できます。下剤には, 便をやわらかくする薬, 腸の動きを改善する薬, 医療用麻薬による便秘を改善する薬などがあり, 状態に合わせて薬が選択されます。食事内容の工夫や適度な運動が有効な場合もあります。排便回数, 便の性状を担当医に伝えてください。

❸ 眠気

必ず生じるわけではありませんが, 医療用麻薬を始めるときや増やすときに生じることのある副作用のひとつです。1〜2週間程度でからだが慣れてくると自然に改善することもあります。ここちよい眠気の場合は少し様子をみてもよいでしょう。眠気で生活に支障がある場合は, 眠気が出にくいほかの痛み止めに替えたり, 痛みがまったくない場合には, 痛み止めの量を減らしたりすることもあります。明らか

に強い眠気（食べたり飲んだりできなくなる，呼びかけても反応が悪くなる）の場合は，担当医に相談してください。痛み止め以外が原因（脱水，カルシウムやナトリウムなどの電解質の異常，脳の病変など）の可能性もあるので，いつからどのような変化があったかを担当医に伝えてください。

❹ 医療用麻薬はこわくない

「麻薬中毒」とは，薬剤の副作用により体に異常が生じている状態をいいます。一方，痛みがないにもかかわらず，薬を使わずにはいられなくなるような状態のことを，「精神依存」といいます。どちらも，痛みの治療目的で医師が処方した薬をきちんと処方どおりに使用している場合は，生じないことが研究で示されていますので，通常は心配いりません。

医療用麻薬を使うことで，がん治療に悪い影響を及ぼすことも，寿命が縮まることもけっしてありません。むしろ痛みが緩和されることで食欲が出て眠れるようになり，QOL（生活の質）が改善し，がん治療に良い影響をもたらすといわれています。

Q 52 呼吸が苦しいのですが，やわらげることはできますか

❶ 息苦しさの原因と評価

　息苦しさの原因には，肺がんによるもの（胸水の貯留，がん性リンパ管症，気道の狭窄など）のほか，治療の影響〔抗がん剤（細胞傷害性抗がん薬）など薬物療法の副作用，放射線療法後の肺臓炎〕，がん以外の心臓などの病気の影響，心理的な影響などがあります。

　いつから，どのくらい，何をしていると，どのように息苦しいのかを，担当医に伝えてください。パルスオキシメータという簡単な機器を指にはさんで，血中の酸素が不足していないかチェックし，聴診や胸部X線検査などで呼吸不全の状態と原因の評価がなされます。

❷ 息苦しさの治療

　「原因を治す治療」（たとえば，胸水の排液，肺炎に対する抗菌薬治療など）が，まず行われます。必要な酸素が不足しているようであれば，「酸素療法」も併用します。空気中の酸素を濃縮する機器を自宅に設置して使用することも，携帯用酸素ボンベを携行して散歩することも可能です。

　症状を緩和する薬剤としては，モルヒネなどの医療用麻薬，抗不安薬，ステロイドなどが使われます。

　「モルヒネ」や「オキシコドン」は，痛み止めとして知られていますが，息苦しい感覚を緩和し，痰がらみのない咳を抑える役割があります。動くと息苦しさが強くなるような場合は，動く前に予防的に速放剤（すぐ効くタイプ）を使うとよいでしょう。必要な量には個人差がありますので，相談しながら調整していきます（副作用については**Q51**参照）。

　「抗不安薬」は，モルヒネとの併用が勧められており，緊張がほぐれリラックスして深呼吸することで呼吸を楽にする効果も期待されています。

　「ステロイド」は，がん性リンパ管症や気道の狭窄などに有効です。

❸ 生活の工夫

　ご自身でできることとしては，深呼吸や呼吸法の工夫，ストレッチ，リラックス

や気分転換，十分な睡眠の確保などがあります。また，扇風機やうちわで空気の流れを作ったり，部屋の温度と湿度をやや低めに設定するなどの工夫で楽になることもあります。

　原因や全身状態により，これらの方法を上手に組み合わせて調整し，息苦しさをやわらげていきます。

　しかし，病気の進行に伴って息苦しさが徐々に進み，酸素吸入や薬剤の効果を実感しにくくなることも，ときにあります。その場合は，息苦しさが増すような動作をできるだけ避けて体力を温存したり，モルヒネなどの医療用麻薬や抗不安薬をさらに調節してうとうと眠ってやり過ごすという方法も可能です。何を優先して，どのように過ごしたいかを，家族や医療者と話し合っておくとよいでしょう（**Q26**参照）。

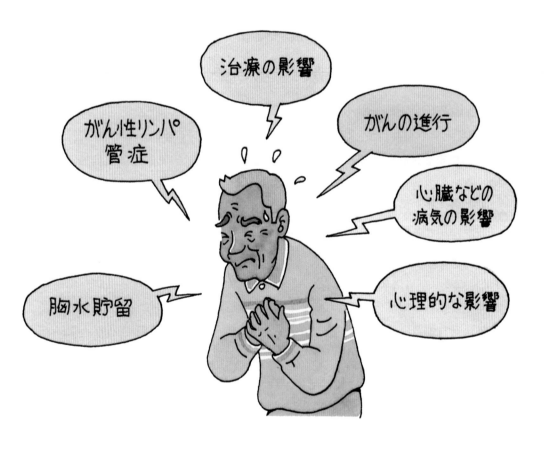

気分が落ち込んで憂うつになったり，不安で眠れなかったりイライラしたりします。どうすればよいですか

　がん患者さんはさまざまなストレスを感じ，気分が落ち込んで憂うつになったり，不安で眠れなかったりイライラしたりすることがあります。これらは，こころの自然な反応で，あなただけではありませんし，あなたのこころが弱いからでも，恥ずかしいことでもありません。

　からだがつらいとこころがつらくなりますし，こころがつらいとがん治療をがんばろうとするからだにも大きな負担になってしまいます。

❶ 気持ちが落ち込んでしまったら…

　ひとりで悩んでいないで，家族・友人やスタッフに，ありのままを話してみましょう。聞いてもらうだけで少し楽になったり，話すことでこころの整理がついたりするかもしれません。

　"悪い知らせ"を聞いた後の気持ちの落ち込みは，多くの場合，時間が経つにつれて少しずつ変化し，「つらいけれど，なんとかこれからのことを考えていこう」と，現実の生活に対応できるようになるといわれています。

❷ こころの変調が続き，生活に支障が出てしまうようなら…

　こころの変調が続き，食事・睡眠・仕事など日常生活に支障が続くような場合は，専門的なこころのケアが必要になります。

①気分の落ち込み（適応障害・うつ病）

　「適応障害」とは，つらい現実にうまく適応できず，精神的苦痛が強く，日常生活に支障をきたしている状態です。

　「うつ病」とは，適応障害よりもさらに精神的苦痛が強く，何も手につかないような落ち込みが2週間以上続き，日常生活をおくるのが難しい状態をいいます。脳の中で感情をつかさどる機能が過熱，摩耗し，過労を引き起こしている状態です。「生きている意味がない」などと否定的な感情をもってしまう方もいます。専門家の治療が必要な段階です。

②不眠（睡眠障害）

　「睡眠障害」には，眠りにつけない・眠りが浅い・早く目が覚めてしまう・眠れ

た気がせず疲れが回復しないなどの種類があります。快適と感じる睡眠時間やパターンは人それぞれですが，まずは十分な休養をとることがとても大切です。

③そのほかのこころの変調（不安・緊張・イライラ）

　こころの変調はつながりあい影響しあいます。不安で眠れないと，よけいに不安が高まり緊張が増してイライラし，悪循環となります。

❸ こころのつらさの治療とケア

　こころのつらさの治療やケアは，精神科医・心療内科医，心理士，専門の看護師などが担当します。「精神科に相談するほどではない」「今は大丈夫」などと無理にがんばりすぎず，気軽に専門家に相談してみましょう。

①薬物療法

　睡眠導入薬（よい眠りを助ける），抗不安薬（不安や緊張をほぐす），抗うつ薬（気分の落ち込み・意欲の低下・緊張や焦燥感などのバランスを整える）などの薬剤を調整します。

②非薬物療法

　カウンセリング，リラクセーション（呼吸法・筋弛緩法）などがあります。

❹ 生活の工夫

　ストレッチや散歩など軽くからだを動かすこと，深呼吸，ぬるめのお風呂や足浴，好きな音楽や軽い読み物，好きな香り（アロマセラピー），温かい飲み物など，自分にあったリラックス法を工夫してみましょう。

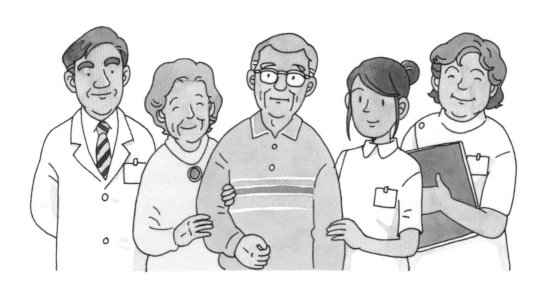

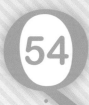

Q54 痛みが強く，骨に転移しているといわれましたが対処方法はあるのでしょうか〜骨転移〜

A 抗がん剤（細胞傷害性抗がん薬）や分子標的治療薬の効果が出ることで痛みがやわらぐこともありますが，それまでには時間がかかります。そのため抗がん剤や分子標的治療薬以外の薬物療法や放射線療法で痛みをとることが優先されます。また，骨転移は痛みを引き起こすだけではなく，骨折にいたったり，近くの神経を圧迫したりすることでしびれや麻痺を起こすこともあります。これらを予防する目的でも薬物療法や放射線療法が行われます。

薬物療法には，痛み止め（消炎鎮痛剤，モルヒネなどの麻薬，ステロイドなど）と，骨転移による骨折や神経症状を予防する薬（ビスホスホネート製剤，デノスマブ）があります。ビスホスホネート製剤やデノスマブの使用にあたっては顎骨壊死や低カルシウム血症などの副作用があり，十分注意しながら治療が行われます。

骨転移に対する放射線療法は，薬物療法で痛みの軽減が不十分な場合や骨折の危険性が高い場合，麻痺などの神経症状出現のおそれがある場合に行われます。

そのほかに，外科治療（手術）や神経ブロックなども行われます。外科治療では，骨転移により圧迫された神経に対する圧力を除去する手術や，転移によって弱くなった骨を補強するための手術が行われます。

用語解説

顎骨壊死

　ビスホスホネート製剤やデノスマブを投与されている患者さんに生じる副作用で，顎骨（あごの骨）の露出や感染などにより痛みや腫れを引き起こします。口腔内の衛生状態が悪いと発生しやすいといわれていますので，投与を受ける前には適切な歯科検査を受け，口腔内を清潔に保つことが必要です。また抜歯などの歯科治療の後にも顎骨壊死が起こりやすいとされており，むし歯などがあれば，薬剤の使用の前までに歯の治療を終えておきましょう。薬剤の投与中に歯の治療をするときには，必ず担当医に相談し，歯科医師にも治療中であることを伝えることが大切です。

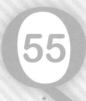

Q55 脳に転移しているといわれましたが，どのような治療が行われるのでしょうか〜脳転移〜

A　脳に1個だけがんが再発した場合，以前は外科治療（手術）も検討されてきましたが，最近は定位放射線治療（ピンポイント照射，Q38参照）が飛躍的に進歩したため，早急に症状をとる必要性がある場合を除いては放射線療法が行われます。

　脳に2個以上がんが再発した場合には放射線療法が有効です。放射線療法には脳全体に対する治療（全脳照射）と，転移巣に対してのみ行う定位放射線治療（ピンポイント照射）があります。全脳照射は通常の放射線療法が可能な施設ではどこでも施行が可能ですが，ピンポイント照射は特別な設備が必要で，どの施設でもできるというわけではありません。どちらの治療を行うかは患者さんの状態（脳だけの転移なのか，転移の個数や大きさがどの程度なのか，症状があるのかどうか，肺の病状はどうなのかなど）によって決まります。

　ピンポイント照射はがんの進行を抑える可能性が非常に高い（80〜90％）ですが，個数が5〜6個以上になると正常な脳組織への照射が増加してしまいますし，病変以外の目に見えないごく小さい転移には効果がありません。そのため治療後，新たな転移が別の場所に出てくることもあります。一方，全脳照射はがんの進行を完全に抑えることは困難ですが，ピンポイント照射では対処できないほど多数ある場合や潜在的に目に見えない転移が予想される場合には有効です。前述のように，たいていの放射線療法の施設で施行が可能です。全脳照射とピンポイント照射をどのように選択し，組み合わせるかについては担当医とよく相談してください。

　麻痺やめまい，吐き気，頭痛などの症状で脳転移が見つかった場合，転移巣が1個だけならば先に手術を行い，早期に症状改善をはかる場合があります。症状の多くは腫瘍のために脳が腫れることが原因です。また，放射線療法によっても一時的に脳が腫れることがあります。これに対しては，ステロイドの内服や点滴，グリセリン・果糖配合製剤やマンニトール製剤などで治療が行われます。

Q56 胸水がたまっているといわれました。どのような症状が出てくるのですか。治療法はありますか～がん性胸膜炎～

A

　肺がんが胸腔（きょうくう）（胸壁と肺の間のスペース，**図**参照）にひろがった結果，胸水がたまった状態を「がん性胸膜炎（せいきょうまくえん）」といいます。

　両方の肺に同時に起こることはまれで，通常，左右どちらかの肺に生じます。胸水の量が増えると肺を圧迫してしまい息苦しさの原因となります。さらに大量になると心臓を圧迫してしまい，心不全の原因になりかねません。

　胸水は胸部X線やCTで確認します。胸水に対する治療はたまっている量と症状の有無で決まります。量が少なく，症状が比較的軽ければ，そのまま薬物療法を行う場合もあります。ある程度の量がたまっていて，薬物療法の妨げになる場合には，薬物療法前に一時的に注射針などを用いて体の外へ胸水を排出させます。量が多く，症状が強い場合は，胸腔ドレナージ（下記❶）といって，胸腔に管を入れ，胸水を排出する治療を行います。胸水の治療後ただちに薬物療法を行うこともありますが，管を抜き去る前に，今後胸水がたまらないようにする胸膜癒着術が行われることもあります。

❶ 胸腔ドレナージ

　入院して行う治療です。胸水を体の外へ排出するための管を局所麻酔下で挿入し，排液（はいえき）専用容器（ドレーンバッグ）へ接続して，持続的に排出する処置です。管を留置している期間は胸水の量や排液の状況によりますが，おおむね数日から数週間程度です。管を入れて数日間は挿入部の痛みがあり，鎮痛剤が必要になることがありますが，時間が経過すると落ち着き，トイレに行ったり，病院内を歩いたりすることができます。管を入れている期間は入浴できませんが，手伝ってもらって髪の毛を洗うことができます。体は拭くことで清潔を保つことができます。胸水がなくなり肺がひろがった後に管を抜きますが，その前に胸膜癒着術（下記❷）を行うことがあります。

　胸腔ドレナージを行っても，肺が十分にひろがらない場合があります。頻回に胸水を抜くと，体力を消耗するだけではなく，細菌が胸の中に入る危険性も高くなります。この場合，チューブを体内に埋め込み，胸水をお腹などに逃がす方法がとられることもあります。

❷ 胸膜癒着術

　胸水が再び貯留しないように，胸腔ドレナージを行っている管から薬剤を直接胸腔内に注入して行うのが胸膜癒着術です。薬剤を用いると壁側胸膜と臓側胸膜に人工的な炎症が生じます。その結果，胸膜同士が癒着し，胸水がたまる隙間をなくす治療です。薬剤には，以前は OK-432（オーケー）という細菌を無毒化したものや，抗生物質のひとつである塩酸ミノサイクリンが広く使われてきました。最近は，タルクがこれに代わってきています。薬剤を入れた後に痛みや熱が出ることがありますが，解熱剤や鎮痛剤で症状が改善します。癒着がうまくいかない場合は，再度，治療が必要になることもあります。

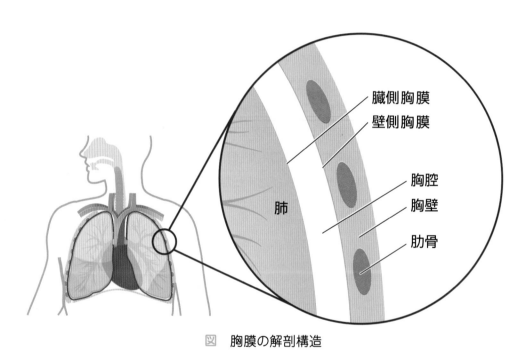

臓側胸膜
壁側胸膜
胸腔
胸壁
肋骨
肺

図　胸膜の解剖構造

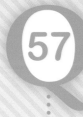

Q57 緊急で治療が必要な肺がんによる症状はどのようなものがありますか

A 肺がんは肺に発生するがんですが，進行する部分によってさまざまな症状が出る可能性があります。代表的なものとして上大静脈症候群，がん性心膜炎，気道狭窄があります。いずれもオンコロジック・エマージェンシー（がんによる緊急の治療を要する状況）の状態であり，その対処法についても解説します。

❶ 上大静脈症候群

上大静脈症候群は，肺がんそのもの，あるいは縦隔リンパ節に転移した病変が大きくなり，上半身（頭，右手，左手を含む）の血液が心臓に戻るときに通る上大静脈という血管を押しつぶしてしまうことで起こります。両腕や顔面のむくみが出て，息苦しく感じることがあります。上大静脈を通ることができない血液はからだの表面に近い血管を通って心臓に戻るので，からだの表面の血管が目立ちます。これらの血管を「側副血行路（バイパス血管）」といいますが，側副血行路が自然に太くなり十分に血液を心臓に戻すことができるようになれば，上大静脈症候群の症状は自然と軽減されます。

急速に症状が悪化している場合には，狭くなっている部分に放射線を照射するなどしてがんを縮小させ，症状の改善をはかります。また，上大静脈の中に金属のステントを入れることで，血管をひろげる処置が行われることもあります。

❷ がん性心膜炎

心臓は心嚢という袋の中で動いていますが，この袋の中にがん細胞が入り込んで心嚢水がたまった状況をがん性心膜炎（心嚢炎）といいます。少ない量では症状はありませんが，心嚢水が増えて心臓の動きが悪くなると，息苦しくなったり，血圧が低下したりすることがあります。とくに急激に心嚢水が増えて心臓の働きが悪くなる状況を「心タンポナーデ」といい，緊急の処置を要します。

からだの表面に局所麻酔を行い，針を刺すなどして，たまった心嚢水を体外に排出するためのチューブが挿入されます。これを「心嚢ドレナージ術」といいます。心嚢水がどんどんたまってくる場合には，たまるスペースをなくす目的で，心嚢水を持続的に排出したチューブから薬剤〔抗がん剤（細胞傷害性抗がん薬）〕を注入

することがあります。心嚢内に抗がん剤を注入した後に，一定時間薬剤を浸透させ，再度持続的に心嚢水を排出し，心嚢水が出なくなったことと超音波検査などで心嚢水がないことが確認されたらチューブを抜きます。

　別の方法として「心膜開窓術」といって，手術で心膜に穴をあけ，心嚢水が胸やお腹に流れるようにして，心臓の圧迫を解除する方法がとられる場合があります。

❸ 気道狭窄

　肺がんなどの病気によって空気の通り道（気道といいます）が狭くなることがあり，これを気道狭窄といいます。肺がんではよく起こることですが，気道の狭くなる場所が肺の奥のほうである場合には，あまり強い症状を伴わないことが多いです。一方で，気管や太い気管支の狭窄は，息苦しさを伴うことが多く，放っておくと窒息することもあります。放射線療法や抗がん剤（細胞傷害性抗がん薬）による治療（化学療法）などでがんの縮小が得られれば，症状も改善すると思われますが，治療を始めても直ちに効果があるわけではありません。緊急に気道をひろげる必要がある場合，気管支鏡を用いた「気管支狭窄拡張術（インターベンション）」が行われることがあります。がんが気道の中に露出して気道を狭くしている場合には，がんを削ったりレーザーで焼いたりして気道をひろげることがあります。気管の壁の外からがんに押されて気道がつぶれているときや，腫瘍による再狭窄の可能性が高い場合（**図-A**）には，ステント（内側からひろげる管）を入れて狭い部分をひろげた状態に支える処置（**図-B**）が必要になる場合もあります。

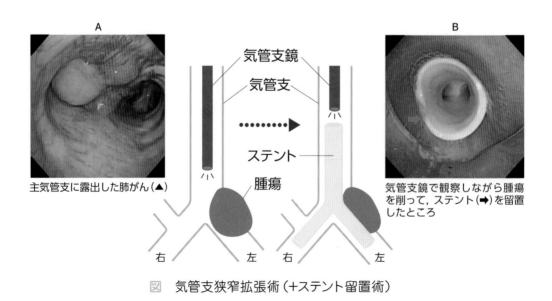

主気管支に露出した肺がん（▲）

気管支鏡で観察しながら腫瘍を削って，ステント（➡）を留置したところ

図　気管支狭窄拡張術（＋ステント留置術）

非小細胞肺がんの治療

外科治療（手術）が中心となる治療
放射線療法が中心となる治療
薬物療法のみの治療

58 手術のみの場合の治療について教えてください

A

外科治療（手術）前の評価〔臨床病期（ステージ）〕で，Ⅰ期から一部のⅢ期までの患者さんは手術が中心となります。しかし，外科的に全病巣を切除しても，ある一定の確率で肉眼では見えないところにがん細胞が残っていたり，手術前の検査ではわからない微小な転移がすでに始まっていたりするので，必ずしも手術のみで完全に治せるわけではありません。むしろ病期が進んだ一部のⅡ期やⅢ期になると手術単独での治療効果はけっして高くありません。切除後の治療成績を向上させるため，近年では手術後，あるいは手術前（場合によっては手術の前後）に内科治療（薬物治療）をあわせて施行する周術期治療が多く行われるようになっています。

手術が可能な病状のなかでも，比較的進行した臨床病期Ⅱ期の一部，Ⅲ期のケースでは，病状に応じて手術前に薬物治療（細胞傷害性抗がん薬もしくは細胞傷害性抗がん薬＋免疫チェックポイント阻害薬）や化学放射線療法（細胞傷害性抗がん薬と放射線治療を組み合わせた治療）を行うことがあります（手術前治療については Q60 をご参照ください）。また，切除した肺やリンパ節などは，すべて顕微鏡で詳細に観察され，がんのひろがりを確認して術後の病期（病理病期）が最終確定されますが，手術後の治療の必要性は，この病理病期に基づいて検討されます（手術後の補助療法については Q59 をご参照ください）。

したがって，手術のみで根治が期待できるのは，早期の肺がんのみとなります。具体的には，臨床病期Ⅰ期から一部のⅡ期で，かつ病理病期がⅠA1 期もしくはⅠA2 期である場合のみとなります。また，周術期治療が勧められるような少し進行した病期であっても，年齢や体力，基礎疾患（持病），各種臓器機能によって周術期治療が行えない，あるいは益よりリスクが上回るために手術単独治療をお勧めすることがあります（図）。

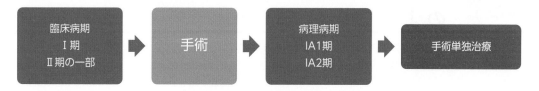

臨床病期 Ⅰ期 Ⅱ期の一部	➡	手術	➡	病理病期 IA1期 IA2期	➡	手術単独治療

図　手術単独治療になるケース

　病理病期がⅠA1～2期の患者さんでも，手術後5年までには10～15％の方が亡くなられます。そのなかには，肺がんの再発による方が含まれます。再発を早期に発見しそれに対して治療することも大切ですから，たとえ早期であっても手術後には定期検査が必要です。担当医の指示にしたがって受診しましょう。

59 Q 手術後に追加治療が必要となるのはどのような場合ですか

A

臨床病期（ステージ）Ⅰ期から一部のⅢ期までの患者さんは，手術を中心とした治療が最も治療効果が期待できますが，たとえ手術を行っても残念ながら再発することがあります。手術で目に見える範囲では取り切れても，顕微鏡レベルでがん細胞が一部，からだの中に残ってしまったり，すでに肺以外の離れた場所（遠隔）にわずかに転移が始まっているときがあるからです。一度再発すると完全に治すことが難しくなるため，再発予防を目的として，手術後に薬物治療（細胞傷害性抗がん薬や分子標的治療薬，免疫チェックポイント阻害薬）による補助療法を追加することが必要になることがあります。切除した肺やリンパ節などは，すべて顕微鏡で詳細に観察され，がんのひろがりを確認して術後の病期（病理病期）が最終確定されます。手術後の治療の必要性は，その病理病期に基づいて検討されます（**図**）。

病理病期がⅠA期，ⅠB期，ⅡA期の腺がんの患者さんがユーエフティ®という抗がん剤を2年間内服すると，内服しない場合に比べてがんの大きさが3cm超の腺がんでは約10％の5年生存率の上乗せ効果があったという，わが国の研究結果があります。複数の研究による解析においても，がんの大きさが2cmより大きい腺がんにおいては，約5％の5年生存率の改善が得られることが明らかとなり，現在ではがんの大きさが2cmより大きい腺がん（ⅠA3，ⅠB，ⅡA期）の術後にはユーエフティ®を服用することが勧められています。腺がん以外の組織型の場合はその有効性が少し弱く，したがって選択肢のひとつとして提案することとなっています。ユーエフティ®は通常2年間毎日内服します。点滴の抗がん剤に比較して，副作用は軽いことが多いですが，食欲不振・吐き気・下痢・口内炎・色素沈着・血液検査の異常が認められることがあります。また，抗凝固剤のワルファリンなど注意が必要な飲み合わせがあるので，服用中の薬は医師や薬剤師に報告してください。

病理病期Ⅱ・ⅢA期の患者さんでは，手術を行った後に補助化学療法（細胞傷害性抗がん薬を用いた点滴での化学療法）を行うと，再発を防止して，肺がんで死亡する危険性が低くなることが証明されています。シスプラチンともうひとつの抗がん剤（とくにビノレルビン）との併用で行う点滴治療が勧められており，手術単独治療に比べて5年生存率はⅡ期で12％，Ⅲ期で15％程度の改善を認めます。一方，欧米からの報告ではこれらの追加治療が原因で起こる死亡のリスクは約1～2％程

度とされています。加えて，この病理病期ⅡB・ⅢA期の患者さんのうち，PD-L1タンパクの発現が陽性の方においては，シスプラチン併用化学療法による術後補助化学療法を行った後に，アテゾリズマブという免疫チェックポイント阻害薬を1年間追加投与することで，約30%再発が抑えられるという研究結果が2021年に報告されました。この研究結果から，完全切除された病理病期ⅡB・ⅢA期で腫瘍細胞におけるPD-L1タンパクの発現がある方，特に高発現の方に対して，シスプラチン併用化学療法後にアテゾリズマブ単独療法を行うことが勧められます。また，病理病期Ⅱ・ⅢA期の患者さんのうち，EGFR遺伝子変異陽性の方に対して，シスプラチンを主体とする術後補助化学療法施行後に，EGFRチロシンキナーゼ阻害薬（オシメルチニブ）を3年間内服することで，再発のない生存期間ならびに全生存期間を延長させることができたという研究結果が報告されており，手術によって完全切除されたEGFR遺伝子変異陽性の病理病期Ⅱ・ⅢA期の患者さんでは，細胞傷害性抗がん薬による術後補助化学療法後にオシメルチニブを3年間投与することが推奨されます。また，細胞傷害性抗がん薬の投与が困難な方には化学療法なしのオシメルチニブ投与も検討されます。

　術後補助治療は年齢や体力，基礎疾患（持病），各種臓器機能によっては行えない，あるいは益よりリスクが上回ると考えられるためにお勧めできない場合があります。治療効果と起こり得る副作用，治療費，治療期間などを考慮したうえで，担当医とよく相談して決めましょう。

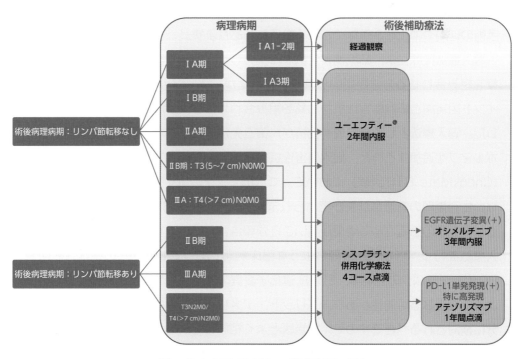

図　非小細胞肺がんの術後補助療法

60 手術の前に放射線療法や薬物療法を行うことはありますか

A

　臨床病期（ステージ）Ⅰ期から一部のⅢ期の患者さんでは外科治療（手術）が中心になりますが，手術だけではがんを抑えることが難しいことがあります。とくに病期が進んだ一部のⅡ期，Ⅲ期の患者さんでは，手術単独では治療の効果が必ずしも高くないので，手術の前後に薬物療法や放射線療法を加えて，治療効果を高めることが検討されます。

　この病期の患者さんに対しては手術を先行し，切除後の病理病期を確認して，術後補助療法を行うこともありますが（手術後の追加治療については Q59 参照），手術前に薬物療法（細胞傷害性抗がん薬あるいは細胞傷害性抗がん薬＋免疫チェックポイント阻害薬）による治療，あるいは細胞傷害性抗がん薬による化学療法と放射線療法の両方を行う「導入療法（ネオアジュバント療法）」が検討されることもあります。

　導入療法を行う場合があるのは，一部の臨床病期Ⅱ期，Ⅲ期の患者さんです。手術前に薬物療法を加えることで，完全切除率（完全に切除できる確率）の向上や顕微鏡的なわずかな転移（微小遠隔転移）の制御などが期待される一方で，導入療法が効かない場合は手術のタイミングを逃してしまったり，治療による副作用により手術の延期や中止を余儀なくされるおそれもあります。

　導入療法には従来，細胞傷害性抗がん薬もしくは細胞傷害性抗がん薬と放射線治療を組み合わせる方法が用いられてきましたが，2023 年からは免疫チェックポイント阻害薬と細胞傷害性抗がん薬を組み合わせた導入療法ができるようになりました。導入療法として細胞傷害性抗がん薬と免疫チェックポイント阻害薬であるニボルマブを追加する群と，細胞傷害性抗がん薬のみを行う方法を比較した臨床試験（CheckMate 816 試験）において，ニボルマブを追加する群でより悪化・再発のない生存期間の有意な延長が認められました。特に臨床病期Ⅲ期，PD-L1 タンパクが高発現の患者さんで効果が高いことが報告されています。ただし，手術前に導入療法を行うべきか否かは同じような臨床病期であっても肺がんの病状（病期やPD-L1 タンパクの発現率，EGFR 遺伝子変異の有無等）や患者さんの状況などによっても異なる可能性があり，メリット・デメリットを考慮して患者さんごとに十分に検討されるべきですので，担当医とよく相談して決めるのがよいでしょう。

手術後に再発した場合の治療について教えてください

残念ながら手術後に肺がんが再発してしまった場合の治療法としては，初回治療と同様に外科治療，放射線療法や薬物療法があります。どの治療を選択するかは，がんの生物学的特徴（組織型や遺伝子変異の有無，PD-L1タンパクの発現状況など），再発している部位や数，初回治療の内容などを考慮して決定されます。

通常，肺がんの再発は原発巣から離れた複数の部位に起こることが多く（遠隔転移），この場合は全身に効果が期待できる薬物療法が行われます。どのような薬剤を選ぶかの原則は，Ⅳ期の肺がんの薬物療法と同じですので，具体的な内容については Q68 を参照してください。一般には肺がんの遺伝子異常の有無と種類，PD-L1タンパクの発現状況，臓器機能などによって，分子標的治療薬，免疫チェックポイント阻害薬，抗がん剤（細胞傷害性抗がん薬），またはそれらの組み合わせによる治療が選択されます。

再発病変が1個か多くても2，3個までで局所にとどまっている場合は，手術や放射線療法を行うことがあります。この場合も，ほかの部位に目に見えないがんの転移が生じていることがあり，薬物療法もあわせて行うことが多くなります。以前は，薬剤の種類も少なく，効果も低かったので，再発・再燃した場合の治療は困難でしたが，最近はこのような場合でも有効な薬剤が出てきていますので，どのような薬が適しているのか担当医とよく相談して，適切な治療法を選択していくとよいでしょう。

また，自覚症状のある骨転移・脳転移に対しては，遠隔転移の状態であっても，著しくQOL（生活の質）を下げるおそれがあるので，局所治療として外科治療や放射線療法を選択する場合があります。詳しくは Q54（骨転移に対する治療）や Q55（脳転移に対する治療）も参考にしてください。

第6章 非小細胞肺がんの治療 ── 外科治療（手術）が中心となる治療

62 手術後にはどのようなことに気をつければよいですか

A 手術後は，通常の生活をしても構いません。からだの調子をみながら散歩などの軽い運動から徐々に始めましょう。多くの方では趣味の範囲の運動は可能です。ただし，急な運動や作業，または坂道や階段などでは息切れが強く出ることがあります。休みながら，ゆっくりとしたペースで行うとよいでしょう。参考として，1分間の脈拍が（220－年齢）×0.8を超えないように負荷をかけるのが安全とされています（例：60歳で128，70歳で120）。肺気腫や間質性肺炎という肺全体に及ぶ病気をもっている方は，手術の後で肺炎などを起こす危険性が高いので，風邪をひかないように，外出から帰ったらうがいをするなどの注意が必要です。手術前に禁煙した方は術後に再開したいと思われるかもしれませんが，手術によって呼吸機能が落ちたところへ，さらに肺を痛めつける行為であり，また，新たながんや循環器系の病気になる危険性を高めるだけですので，絶対に止めましょう。

　肺の手術では，肋骨の下を走る肋間神経が傷ついていることがあり，雨降りのときや冷えたりすると痛みが出ることがしばしばあります。また，手術した側の胸に鉄板を入れられたような感じをもつ患者さんもいます。痛みの程度や期間には個人差がありますが，多くの方が経験する痛みで，しだいにやわらいでいきます。日常生活に支障が出るほどの痛みであれば，痛み止めをしばらく飲むことをお勧めします。また，手術後は咳が出やすいことも特徴です。会話や深呼吸などの刺激で痰を伴わない空咳が出ることはしばしばで，多くは1〜2カ月のうちに軽快します。一方，発熱や痰を伴う咳には注意が必要です。すぐ担当医に報告しましょう。

　手術をしても再発する可能性はゼロではありません。担当医の指示どおりに定期的な通院と検査は必要ですので，必ず受診するようにしましょう。また，肺がんに限らず，ほかの病気になることもありますので，ご心配であればご自身で検診を受けるのもよいでしょう。

63 放射線療法のみを行うこともあるのでしょうか

A

　臨床病期（ステージ）Ⅰ～Ⅱ期の非小細胞肺がんの患者さんでは，基本的には手術が第一選択となりますが，何らかの理由（元気さの程度や臓器機能など）で手術が行えない場合，または手術を希望しない患者さんには，放射線療法を行うことが勧められています。また，手術は可能であっても，やはり何らかの医学的な理由で十分な範囲の切除が難しい場合には，縮小手術が行われるか，それに代わるものとして放射線療法が考慮されます。とくにリンパ節への転移がなく，病変も十分に小さい臨床病期Ⅰ期では，**Q38** で述べたように高い線量を集中させて照射する方法，すなわち定位放射線治療（ピンポイント照射）や粒子線治療※といった高精度放射線治療が一般的であり，高い治癒率が期待できます（※粒子線治療はわが国では肺がんに対して保険診療としては認められておらず，先進医療として行われています）。

　リンパ節転移など病変がより広い範囲にみられる状態（臨床病期Ⅲ期）においては，手術を行う場合も，からだへの負担がより大きくなることが予想されます。合併症や再発の危険性から，手術を選択すべきではないと判断された場合には，化学放射線療法が勧められます（**Q64** 参照）。しかしながら，からだの状態によっては化学療法を行うことも困難な場合があります。そのような場合であっても，放射線療法のみを行うことで生存期間が延長したとの報告があります。個々の状況に応じた判断が必要となりますが，可能なかぎり 60 Gy 以上の放射線照射を行うことが勧められています。

第6章　非小細胞肺がんの治療 —— 放射線療法が中心となる治療

64 放射線療法と薬物療法の併用を勧められました。具体的なやり方を教えてください

A

　手術が適応とならない臨床病期（ステージ）Ⅲ期の非小細胞肺がんの患者さんに対しては，化学放射線療法が選択されます。放射線療法で局所（原発巣と転移した周囲のリンパ節）をしっかりと攻撃し，かつ血管やリンパ管の中に浮遊するがん細胞やきわめて小さくて画像上見えない転移病変を抗がん剤（細胞傷害性抗がん薬）で攻撃することで，遠隔転移を防ぐことを目指します。

❶ 放射線療法と併用する化学療法

　放射線療法と併用する化学療法として，シスプラチン＋ビノレルビン療法，シスプラチン＋S-1療法，シスプラチン＋ドセタキセル療法，カルボプラチン＋パクリタキセル療法などが行われます。シスプラチンとそのほかの抗がん剤を組み合わせる化学療法は4週ごとに2サイクル行われます。カルボプラチン＋パクリタキセル療法は週に1回，全部で6回行われます。抗がん剤の副作用で好中球や血小板の数がある一定以上低下している場合は，化学療法を延期したり休むことがあります。

❷ 放射線療法の副作用

　放射線療法は化学療法と同時に開始し，通常1日に1回，全部で30回（6週間）行います。放射線をあてる皮膚に炎症が起こった場合は軟膏を塗って対処します。放射線療法により食道の粘膜に炎症が起こり，食べ物や飲み物を飲み込んだときの痛みなどが起こり始めたら，粘膜保護剤や痛み止めを内服して症状をやわらげます。放射線療法期間中に感染による発熱や食事がとれないほどの食道炎（放射線食道炎）が起こった場合は，放射線療法を休みます。

　放射線を広い範囲にあてすぎると，重い肺炎（放射線肺臓炎）を起こす可能性が高く，安全にあてられる範囲には限度があります。リンパ節転移が広い範囲にひろがって，安全に放射線療法を行える限度を超えている場合は，化学療法を先に行い，がんが縮小してから放射線療法を追加する場合もあります。放射線療法の追加が困難であれば，Ⅳ期の患者さんと同様の薬物療法（抗がん剤，免疫チェックポイント阻害薬，分子標的治療薬による治療）が行われます。

❸ 化学放射線療法後の免疫チェックポイント阻害薬による地固め療法

　Ⅲ期の非小細胞肺がんの患者さんに対する化学放射線療法後に，免疫チェックポイント阻害薬のひとつであるデュルバルマブを追加すると，生存期間が延長することが臨床試験で示され，2018年にデュルバルマブが承認されました。化学放射線療法終了後，CT検査で治療効果を確認します。がんの進行がなく，放射線をあてた範囲を越えるような肺炎（放射線肺臓炎）が起こっていなければ，化学放射線療法終了後6週以内を目安にデュルバルマブによる治療（地固め療法）を開始し，2週間ごと，1年間行うことが勧められています（**図**参照）。

シスプラチン＋ビノレルビン併用化学療法＋同時胸部放射線療法，デュルバルマブ地固め療法

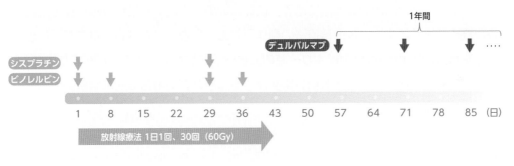

カルボプラチン＋パクリタキセル併用化学療法＋同時胸部放射線療法，デュルバルマブ地固め療法

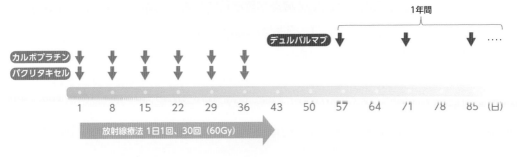

図　化学放射線療法，地固め療法の例

65 抗がん剤治療（化学療法）と放射線療法の併用療法の副作用にはどのようなものがありますか

A

　抗がん剤（細胞傷害性抗がん薬）による治療（化学療法）と放射線療法を併用して治療するため，化学療法に伴う副作用と放射線療法に伴う副作用の両方が起こり得ます。それぞれの副作用は**Q42**（化学療法），**Q39**（放射線療法）をご覧ください。化学療法と放射線療法を同時に行うことで，効果と同様に副作用も相乗的に強くなることがあり注意を要します。

　なかでも，抗がん剤の副作用である，白血球数の減少とそれに伴う感染症の危険性が高まります。また，放射線療法の副作用である食道炎（食べると食道がピリピリしたり，ひどい場合は痛みにより一時的に食べられなくなります）が起こります。これに対しては粘膜保護剤を服用しますが，あまりひどい場合は放射線療法をいったん中止します。

　放射線療法による肺炎（放射線肺臓炎と呼びます）はほとんどの方に起こりますが，多くは放射線のあたった部位だけの限局性のもので，時間の経過とともに症状（微熱，息苦しさ，空咳など）が軽快していきます（X線写真上の影は残ります）。放射線をあてた以上の広い範囲に肺臓炎が発症してしまった場合，ステロイドの投与を行いますが，死亡リスクが1〜3％はあるとされています。

　放射線肺臓炎の発現時期は，治療終了後数カ月にまで及ぶこともあるので，定期的な通院と，何か異常を感じたらすぐに医療機関に連絡して，病院を受診することが大切です。

放射線療法後に再発した場合の治療について教えてください

　放射線療法後に再発した場合，一般的には同じ場所に放射線療法を受けることができません。違う場所にがんができた場合は，放射線療法を受けることができます。

　放射線療法は，がんに対する効果と正常組織に対する損傷（副作用）のバランスのうえで行われます（**Q35**参照）。がんを治すために高い線量（**Q36**参照）の放射線療法を受けると，周りの正常組織もある程度の影響を受けてしまいます。合計した放射線の量が正常組織の耐えられる量を超えてしまうような場合には，同じ場所に再発しても放射線療法を受けることができません。その場合は，薬物療法などほかの治療方法が検討されます。一方，放射線療法を受けていない場所にがんができた場合は，放射線療法を受けることができます。

　痛みなどの症状をやわらげるために，少ない線量の放射線療法を受けた場合には，同じ場所にもう一度少ない線量の放射線療法を受けることができることもあります。最近では技術的進歩によって，正常組織への損傷を最小限に抑えて，うまくがんに放射線をあてることができるようになっています。あなたのがんに放射線療法ができるかどうか，放射線治療医にご相談ください。

第6章 非小細胞肺がんの治療 —— 放射線療法が中心となる治療

67 薬物療法だけで肺がんは治るのでしょうか。手術はできないのでしょうか

A

　Ⅳ期の肺がんとは，がんが肺から離れたほかの臓器にまで転移した状態です。がん細胞が血液中に流れ込み，全身を回ってたどりついた臓器で増殖することにより起こります。まだ目に見えるような大きさには増大していない，小さな転移も存在すると予想されます。また，肺や心臓の周りにがん細胞がひろがり，そのために水がたまっている場合もⅣ期に含まれます。肺の表面と胸の壁の内面全体をおおう膜（胸膜）もしくは心臓の周りの空間に，がん細胞が散らばった状態になったことを意味します。

　このような状態で発見された患者さんでは，すべてのがん病変を手術で取り除くことは困難です。また放射線療法も，全身ないしは片肺全体に放射線をあてるわけにはいかないので選択できず，完全に肺がんを治すのはきわめて難しい状態といえます。Ⅳ期の患者さんの治療の目標は，がんの進行を抑えて，がんによって引き起こされるさまざまな症状を予防し，あるいはやわらげ，元気に過ごせる時間を長く確保することです。そのため，治療効果が全身にいきわたるよう，注射薬（点滴）やのみ薬を投与するがん治療薬を用いた治療（薬物療法）が最適の方法になります。近年の薬剤の進化により，薬物療法のみで非常に長くがんの進行を抑えられる場合も増えてきました。最近では，少数個の転移のみ存在する状態（オリゴ転移と呼ばれます）の患者さんに対して，薬物療法を行った後，残存した病変に手術や放射線治療を追加して，積極的に局所制御を行う治療戦略も注目されていますが，その意義はまだ十分検証されてはいませんので，担当医とよく相談してください。

　がん病変をコントロールするためのがん治療薬や，症状そのものに対処する緩和ケアによって，これまでどおりの日常生活が一日でも長く続くよう，希望をもって治療に臨んでいただければと思います。

Q 68 さまざまな薬の中から，私に適した治療はどのように決まるのでしょうか

A

Ⅳ期の非小細胞肺がんの患者さんに対して使用されるがん治療薬には，抗がん剤（細胞傷害性抗がん薬）（**Q41，42** 参照），分子標的治療薬（**Q43，44** 参照），免疫チェックポイント阻害薬（**Q45，46** 参照）があります。がんの組織型（扁平上皮がんか非扁平上皮がんか），がん細胞もしくは血液中のがん細胞由来の遺伝子を用いた遺伝子検査の結果（**Q10，12** 参照），がん組織を用いた PD-L1 タンパクの発現状況などを参考にして，それぞれの患者さんに適した治療を選択します（**Q10** 参照）。こうした個々の患者さんに合わせた治療は個別化医療とも呼ばれます。

❶ 分子標的治療薬

治療薬の選択において，最も重要な情報は「ドライバー遺伝子の変異や転座の有無」です（**Q10，43** 参照）。がん細胞もしくは血液中のがん細胞由来の遺伝子を用いた遺伝子検査でドライバー遺伝子に変異や転座が確認された際には，分子標的治療薬を用いた治療が優先して行われます（**Q43** 参照）。多くの薬剤は初回治療で使用しますが，KRAS 遺伝子変異と HER2 遺伝子変異，NTRK 融合遺伝子に対する分子標的治療薬は二次治療以降で使用されます。薬剤は年齢，体力，合併症なども考慮して選択されます。

❷ 免疫チェックポイント阻害薬（＋細胞傷害性抗がん薬）

非小細胞肺がんと診断された時点で，ドライバー遺伝子の変異や転座とともにがん細胞表面の PD-L1 タンパクの発現状況が確認されます。ドライバー遺伝子の変異や転座が確認されず，かつ PD-L1 タンパクの発現状況が高い場合には，免疫チェックポイント阻害薬の効果が期待されます。そのため，主に免疫チェックポイント阻害薬単独もしくは抗がん剤と免疫チェックポイント阻害薬の併用療法が選択されます。

ドライバー遺伝子の変異や転座が確認されず，PD-L1 タンパクの発現がない，もしくは発現が低い場合には主に抗がん剤と免疫チェックポイント阻害薬や免疫チェックポイント阻害薬同士の併用療法などが選択されます。

免疫チェックポイント阻害薬と併用する抗がん剤はがんの組織型により選択します。また，全身状態や合併症のために，免疫チェックポイント阻害薬の投与を避けたほうがよい場合は，細胞傷害性抗がん薬のみの投与が行われる場合もあります。

❸ 治療薬の選択について

　年齢やパフォーマンスステータス（**Q28** 参照）などをもとに担当医がそれぞれの患者さんに適した治療を選択します。

　大まかな治療選択の流れを**図1，2**に示しますが，年齢や体力低下，肝機能や腎機能，合併症などにより，**図1，2**のとおりの治療が受けられない可能性もありますので，抗がん剤の選択に関しては，十分に担当医と話し合って，自身の治療に対する希望も考慮し，納得したうえで治療を受けることが重要です。

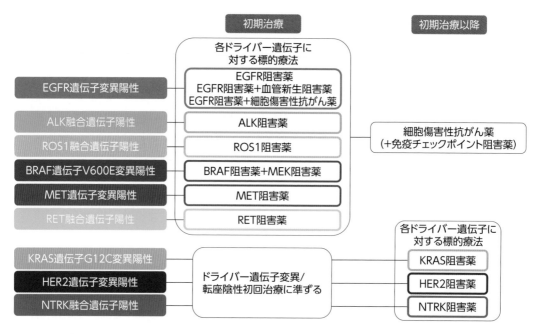

図1　ドライバー遺伝子変異/転座陽性の治療方針

参考：日本肺癌学会編．肺癌診療ガイドライン2022年版．Ⅳ期非小細胞肺癌．p184，金原出版，2022

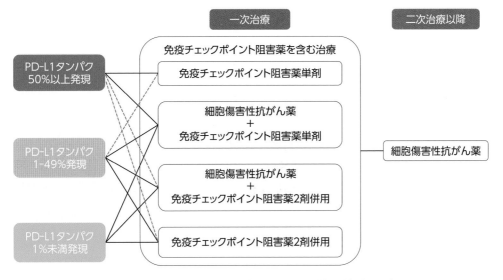

免疫チェックポイント阻害薬を含む治療

PD-L1タンパク
50%以上発現

免疫チェックポイント阻害薬単剤

細胞傷害性抗がん薬
＋
免疫チェックポイント阻害薬単剤

PD-L1タンパク
1-49%発現

細胞傷害性抗がん薬

細胞傷害性抗がん薬
＋
免疫チェックポイント阻害薬2剤併用

PD-L1タンパク
1%未満発現

免疫チェックポイント阻害薬2剤併用

図2　ドライバー遺伝子変異/転座陰性の治療方針

参考：日本肺癌学会編. 肺癌診療ガイドライン2022年版. Ⅳ期非小細胞肺癌. p215, 221, 225, 金原出版, 2022

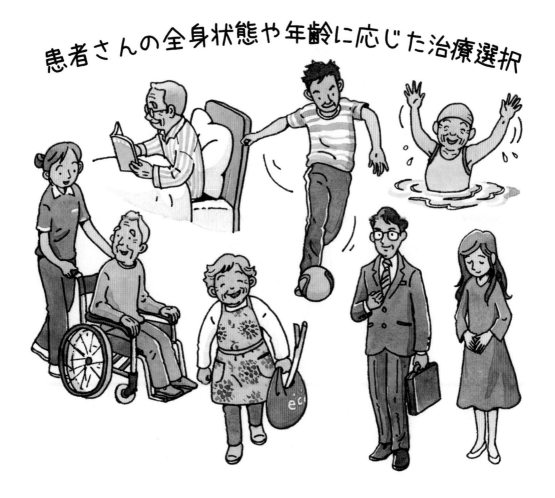

患者さんの全身状態や年齢に応じた治療選択

69 薬物療法はいつまで続けるのでしょうか

❶ 初回の抗がん剤（細胞傷害性抗がん薬）治療

　一般的に，初回の抗がん剤（細胞傷害性抗がん薬）による治療（化学療法）は3〜4週を1サイクルとして，明らかながんの進行がないかぎりは4〜6サイクル繰り返して投与を行います。その後は一般的には治療を加えず，がんの進行がないか定期的に検査しながら，慎重に経過観察を行います。

　最初の治療でペメトレキセドやベバシズマブを用いた場合には，初回の治療終了後に休止期間をおかずに治療を継続する「維持療法」が行われます。がんの悪化が認められた場合，治療を続けることが困難な副作用が認められた際には，維持療法は中止します。

　最初の化学療法として，細胞傷害性抗がん薬と免疫チェックポイント阻害薬を併用した場合には，規定のサイクルの治療終了後に，免疫チェックポイント阻害薬を用いた治療を継続します。一定の治療効果が得られていると判断される場合には，その治療を継続することが勧められ，一部の免疫チェックポイント阻害薬においては2年間継続した場合には治療の終了が検討されます。

❷ 初回の免疫チェックポイント阻害薬単独治療

　初回治療として免疫チェックポイント阻害薬単剤あるいは免疫チェックポイント阻害薬同士の併用療法を行った場合，一定の治療効果が得られていると判断される場合にはその治療を継続することが勧められますが，薬剤によっては2年間継続した場合に治療の終了が検討されます。

❸ 二次治療以降の抗がん剤治療

　一般的には，二次治療以降の抗がん剤（Q70 参照）は1剤のみの抗がん剤が使用されます。単剤で使用する細胞傷害性抗がん薬では，一般的に副作用が少ないため，一定の治療効果が得られていると判断される場合には，その治療を継続することが勧められています。一次治療で免疫チェックポイント阻害薬単独の治療が行われている場合には，二次治療で通常の初回治療で使用される抗がん剤の併用療法を行います。

❹ 分子標的治療

　分子標的治療薬はその作用のメカニズムから，一般的に吐き気，からだのだるさ，腎臓や血液に対する副作用などが少ないため，一定の治療効果が得られていると判断される場合には，原則として，その治療を継続することが勧められています。明らかながんの増大や，新しいがんの病変の出現が認められた場合には，治療を中止し，別の治療を検討することになります。

70 治療の効果はどのようにみていくのですか。効果がなくなったときにはどうするのでしょうか

A

　抗がん剤（細胞傷害性抗がん薬）による治療（化学療法）は，予想される治療効果（メリット）と治療による副作用（デメリット）とのバランスをみながら，治療の継続と中止を判断していきます。治療の効果に関しては，2〜4サイクルごとを目安にCT検査などの画像検査で確認します。腫瘍マーカーの値などを参考にすることもあります。適度の休薬期間をとって体力を保つことも重要です。

　また，いったんがんが縮小していても，再び大きくなることがあります。全身状態が良好であれば，抗がん剤の種類の変更が検討されます。最近では，抗がん剤の種類が多くなったため，2番目，3番目，4番目の治療として，二次治療，三次治療，四次治療と治療が続けられることも多くなってきています。

　二次治療以降でも定期的にCT検査などで治療の効果を確認することになりますが，残念ながら再発・再燃した肺がんでは治療が困難になっていくのも事実です。がんと付き合いながら生きていくことになりますが，気持ちを切り替えて毎日の生活を楽しむようにできれば，病状経過にもよいと思います。

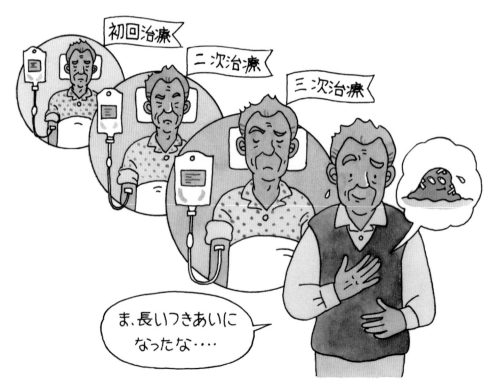

第7章

小細胞肺がんの治療

Q 71 小細胞肺がんとはどのような肺がんですか

❶ 小細胞肺がんの特徴

小細胞肺がんは，肺がんの約10～15％を占めていて，肺がんの組織型のなかでは３番目に多いものです。タバコとの関係が強いがんのひとつです。

小細胞肺がんは，ほかの組織型と比べて進行が速く転移しやすいため，外科治療（手術）が可能な時期に発見されることは少なく，手術が行われることはまれです。手術は通常，Ⅰ～ⅡA期（腫瘍の大きさが５cm以下で，ほかの臓器やリンパ節に転移が認められない状態）以外では行われません。一方で，抗がん剤による治療（化学療法）や放射線療法の効果は高く，治療による生存期間の延長が期待できるがんです。また，積極的な治療によって症状がやわらげられたり，症状が出てくるのを遅らせたりすることができます。

❷ 進行度による分類

小細胞肺がんは，進行度によって「限局型」と「進展型」に分けられます（Q72，Q75参照）。手術が選択されることが少ないため，非小細胞肺がんのようなⅠ～Ⅳ期の分類法は小細胞肺がんではあまり使われません。

❸ 腫瘍マーカーについて

小細胞肺がんでは，NSEやProGRPといった血中の腫瘍マーカーが陽性になることが多く，腫瘍マーカー上昇だけでは診断できませんが，数値の変化は治療効果の目安として利用されます。

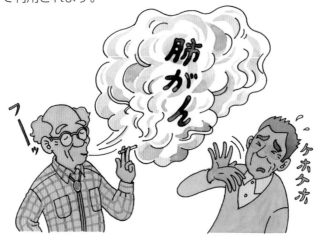

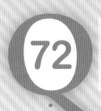

Q 72 限局型小細胞肺がんといわれました。どのような状態でしょうか

A

　小細胞肺がんは抗がん剤（細胞傷害性抗がん薬）がよく効くがんのひとつで，抗がん剤治療（化学療法）を中心とした治療が行われます。さらに放射線療法もよく効くため，がんのひろがりが放射線を照射できる範囲にとどまっている場合には，化学療法と放射線療法を併用して治療します。がんのひろがりが放射線療法の可能な範囲にとどまっている状態を「限局型」といいます（**図**）。具体的には，限局型は原発巣（最初にがんができたところ）と同じ側の肺に病変がとどまっている状態で，同じ側へのリンパ節転移（鎖骨上，縦隔，肺門リンパ節）および病変と反対側の縦隔リンパ節転移も含むとされています（**Q28** 参照）。ただし，限局型とされている病変と同じ側だけの胸水がある場合や，病気のひろがる範囲が広く，放射線療法ができない場合には進展型として治療方針が立てられます。

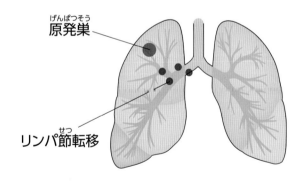

原発巣

リンパ節転移

- 病変が片側の肺に限局している
- 同側の肺門，縦隔および鎖骨上リンパ節転移例を含む
- 反対側の縦隔リンパ節転移例を含む

（同側の肺内転移症例を含む）

　図　限局型小細胞肺がんの病変の範囲

73 限局型小細胞肺がんにはどのような治療法がありますか

A

　限局型小細胞肺がんは，放射線が照射できる範囲にがんがとどまっている状態のため，全身に効果のある抗がん剤による治療（化学療法）に，局所的な効果のある放射線療法を併用する化学放射線療法を行うことで生存期間を延長することが知られています。

❶ 使用される抗がん剤

　化学療法に関してはシスプラチン（もしくはカルボプラチン）とエトポシドの併用療法が用いられます。この組み合わせは，そのほかの化学療法よりも放射線療法の効果を増強する作用があり，そして副作用も強くないためです。なお，免疫チェックポイント阻害薬に関しては，限局型の小細胞肺がんにおいて現在のところ有効性は証明されておりません（進展型については **Q77** 参照）。

❷ 放射線療法の方法

　化学療法と放射線療法の併用方法には，化学療法と同時に放射線療法を開始する方法と，一連の化学療法が終了した後に放射線療法を開始する方法があります。からだの状態が耐え得るようであれば，放射線療法と化学療法を同時に，そしてできるだけ早い時期に併用するほうが，化学療法の後に放射線治療を行うより治療効果が高いとされています。また小細胞肺がんは細胞分裂が速く，放射線を1日1回照射する方法では，照射と照射の間に，放射線が効きにくい細胞が出現することが懸念されます。これを防止するために開発された治療法が1日2回照射法です。同じ量の放射線療法を行う場合には，1日1回よりも1日2回のほうが治療効果も高まる傾向にあります（**Q36** 参照）。

❸ 期待される効果

　このような化学放射線療法を行った限局型小細胞肺がんでは，80〜90％の患者さんのがんが小さくなり，そのうち約半分の患者さんではがんが完全に消失します。しかしながら，がんが消失したからといって完治したわけではなく，その後に再発する可能性があります。

74 化学放射線療法でがんは小さくなりました。再発予防の治療は必要ないのですか

A　限局型小細胞肺がんの再発防止に，抗がん剤（細胞傷害性抗がん薬）を用いたいくつもの臨床試験が行われてきました。しかし，いまだ無治療での経過観察と比べて，再発防止率や生存率を向上させる薬剤はないのが現状です。

　また，小細胞肺がんは一定の割合で脳に転移し，そこで再発します。もともと脳は外から侵入してきたものが脳に入り込まないような仕組みになっているため，薬剤が脳には到達しづらいという性質があります。そのため，小細胞肺がんにきわめて有効な抗がん剤であっても，脳に転移した腫瘍を制御することは困難です。

　そこで，化学放射線療法によりがんがほぼ消失したと判断された患者さんに対しては，脳への再発を予防するために脳全体に対して放射線療法が行われます（予防的全脳照射）。これにより脳への再発率が減少し，生存期間が延長することが証明されています。

● 予防的全脳照射

　脳転移での再発を予防するために，頭部 CT や MRI でがんが確認できない状態に対して脳全体に放射線療法を実施します。線量は 1 回 2.5 Gy を 10 回（合計 25 Gy）が推奨されています（**図**参照）。予防的な脳全体への放射線療法を行った場合の副作用として，脱毛や白内障，認知障害などの合併症があると考えられていますが，とくに認知障害などの神経障害をはじめとする長期的な副作用や，もともと脳の血管が動脈硬化などの変化をきたしている患者さんへの安全性は，正確にはわかっていません。

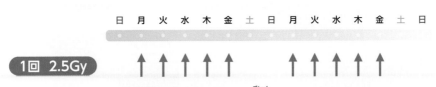

予防的全脳照射では1回2.5Gy, 10回，合計25Gyが勧められます

図　予防的全脳照射のスケジュール

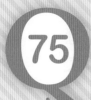

Q75 進展型小細胞肺がんといわれました。どのような状態なのでしょうか

A

進展型小細胞肺がんとは，放射線を照射できる範囲を越えて，がんがひろがっている小細胞肺がんのことです。つまり，

・肺以外の臓器に転移がある

・原発巣（最初にがんができたところ）以外の肺に転移している

・がんが原因となって肺の周りに水がたまる（胸水）

・がんが原因となって心臓の周りに水がたまる（心嚢水）

・原発巣と反対側の肺の入り口近くのリンパ節（肺門リンパ節）に転移がある

などの場合，がん細胞が広い範囲に存在するため，放射線療法や外科治療（手術）によって完全に取り除くことは困難です。そこで，進展型小細胞肺がんの治療に最も勧められるのは，全身にいきわたるように抗がん剤（細胞傷害性抗がん薬）を投与する方法（化学療法）です（Q28 参照）。

転移による症状がある場合も，化学療法で症状が改善することの多い病気です。しかし，化学療法で改善しない場合，あるいは化学療法のみでは改善しないと予想される場合は，症状をやわらげる目的で放射線療法を行うこともあります。

小細胞肺がんの場合，胸水や心嚢水は化学療法で改善することが多いのですが，大量の胸水がたまり息苦しさなどの症状が強い場合や，化学療法の効果が間に合わないと判断されるときには，チューブを胸腔に入れて胸水を抜く必要があります（胸腔ドレナージ，Q56 参照）。

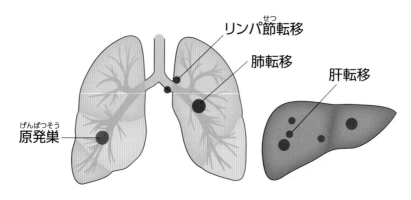

・「限局型」の範囲を越えてがんが進んでいるもの

図　進展型小細胞肺がんの病変の範囲

76 進展型小細胞肺がんにはどのような治療法があり，私には何が最適なのでしょうか

A 進展型小細胞肺がんでは，抗がん剤（細胞傷害性抗がん薬）による治療（化学療法）を行うことで生存期間が延長することが証明されています。さらに，1種類のみの抗がん剤を使用するよりも，いくつかの抗がん剤を組み合わせて使用する「多剤併用化学療法」を受けたほうが，より治療効果が高いことがわかっています。

❶ 抗がん剤を用いた治療

わが国において，70歳以下でパフォーマンスステータス（PS，**Q27**参照）0～2の患者さんを対象にシスプラチン＋イリノテカン（PI）療法とシスプラチン＋エトポシド（PE）療法を比較する臨床試験が行われた結果，PI療法が標準治療となっています。

71歳以上，PS 0～2の患者さんにおいても，シスプラチンの投与が可能な方にはPE療法が勧められています。シスプラチンの一括投与が難しい患者さんには，カルボプラチン＋エトポシド（CE）療法またはPE療法のシスプラチンを3日間に分割（＝Split）して投与するSPE療法が推奨されています。

❷ 免疫チェックポイント阻害薬を併用する治療

2018年に，CE療法と免疫チェックポイント阻害薬（アテゾリズマブ）を併用して1サイクル治療を受けた後に，アテゾリズマブによる維持療法を受ける治療法が検討され，化学療法だけの治療を受けた場合に比べて生存期間の延長が報告されたことから，標準治療のひとつになりました。また，2020年には，別の免疫チェックポイント阻害薬（デュルバルマブ）と化学療法を併用した場合も生存期間の有意な延長を認めたことが報告されました。そこで，現在ではPS 0, 1の患者さんに対して化学療法と免疫チェックポイント阻害薬を併用することが推奨されています（**Q77**参照）。

❸ 全身状態が悪い場合の治療

全身状態が悪い患者さん（PS 2, 3）でも，できるだけ2剤併用による化学療法をしたほうがよいと考えられており，そのような場合，CE療法が多く行われて

います。全身状態がきわめて悪い患者さん（PS 4）では，症状の緩和など，個別の治療方法が検討されます（**第5章**参照）。

※予防的全脳照射について

以前は，限局型小細胞肺がんで強く勧められる「予防的全脳照射」について，進展型小細胞肺がんでも試みられることがありました。しかし，わが国における臨床試験の結果から期待される効果が証明されなかったため，現在は勧められていません。

小細胞肺がんでは分子標的治療薬や免疫チェックポイント阻害薬は使われないのでしょうか

A

　小細胞肺がんに対する治療法は，約20年にわたって抗がん剤（細胞傷害性抗がん薬）が中心でした。しかし，これまで非小細胞肺がんで主に用いられてきた「免疫チェックポイント阻害薬」が小細胞肺がんにも用いられるようになりました。

　治療を受けたことのない，進展型小細胞肺がん患者さんを対象として，抗がん剤（CE療法，**Q76**参照）に加えて，「アテゾリズマブ」という免疫チェックポイント阻害薬を投与された患者さんは，抗がん剤だけを投与された患者さんより生存期間を延長することが示されました。この結果を受けて，免疫チェックポイント阻害薬を抗がん剤と併用する治療法が標準治療のひとつとなりました。同様に，治療を受けたことのない，進展型小細胞肺がん患者さんを対象として，PE療法またはCE療法（**Q76**参照）と「デュルバルマブ」という免疫チェックポイント阻害薬を併用された患者さんも生存期間の延長が認められたことから，標準治療となりました。

　これら2つの治療法は，通院頻度や組み合わせる抗がん剤の種類が異なるなどの違いがあり，あなたに適した方法を担当医と一緒に決めるのが良いでしょう。

　一方で，免疫チェックポイント阻害薬を使うことが勧められない患者さんや，からだの状態によっては，これまで用いられてきた抗がん剤による治療を勧められる場合もあります。また，すでに治療を受けたことのある患者さんでは免疫チェックポイント阻害薬を使うことは勧められませんので，担当医とよく相談することが必要です。

　現時点で承認されている分子標的治療薬はありません。

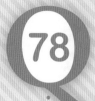

小細胞肺がんが再発したといわれました。治療はできますか

A

抗がん剤治療（化学療法）によって，いったん消えたり小さくなったがんが，また見えるようになったり大きくなってきたり，初めはがんがなかった肺のほかの部分や，ほかの臓器に転移を起こした場合を再発・再燃といいます。再発・再燃と判断するためには CT，MRI，PET/CT などの画像検査を受けることが必要です。腫瘍マーカーの値が増える場合がありますが，マーカーだけでは再発とはいえませんので，さらなる画像検査が必要です（**Q9** 参照）。

● 最初の治療が終了してから60〜90日以上経ってから再発した場合

抗がん剤（細胞傷害性抗がん薬）での治療（化学療法）により生存期間の延長効果が得られる可能性が高く，化学療法を行うことが勧められます。ノギテカン，アムルビシンという抗がん剤をそれぞれ単独で投与する方法が有効と考えられています。また，副作用のおそれはあるものの，シスプラチン＋エトポシド＋イリノテカン（PEI）療法も標準治療のひとつです。そのほかに，カルボプラチン＋エトポシド療法（CE 療法）が行われることがあります。

● 最初の治療終了後，あまり時間が経過せずに再発が起こった場合，あるいは最初の治療中に再発した場合

アムルビシンによる治療が勧められています。また，再発部位に対する放射線療法や，症状緩和を目的とした治療が行われます。

第8章

悪性胸膜中皮腫

悪性胸膜中皮腫とはどのような病気ですか

A

人間の胸は，胸骨や肋骨，筋肉などによってできた鳥かごのような固い胸壁の中に左右の肺とその間にある縦隔によって構成されます。縦隔には心臓や大血管，気管，食道などの臓器がつまっています。肺は，肺門という場所で気管支および血管とつながっています。

胸膜は，肺の表面をおおう袋状の膜で，肺の表面をおおう部分を臓側胸膜，縦隔・胸壁・横隔膜をおおう部分を壁側胸膜と呼びます（巻頭の**肺の解剖**参照）。悪性胸膜中皮腫とはこの胸膜から発生する悪性腫瘍で，比較的まれな腫瘍です。正常の胸膜は食品用ラップ程度の厚さ（数十μm）ですが，がん化すると数mm以上に肥厚します。また，悪性胸膜中皮腫は「上皮型」，「肉腫型」，その両方が混ざって存在する「二相型」の3種類に分類されます。

壁側胸膜から発生した悪性胸膜中皮腫は胸膜全体にひろがり，最初は袋状の胸膜の中で増殖します（ⅠA期）。次に，隣接する肺，横隔膜，縦隔脂肪，心膜や限局性に胸壁に浸潤します（ⅠB期）。さらに同側の胸腔内リンパ節に転移します（Ⅱ期，ⅢA期）。やがて，広範囲に胸壁に浸潤，心臓・大血管・気管・食道や腹腔内に進展，また対側の胸腔内リンパ節に転移します（ⅢB期）。やがて遠隔臓器に転移します（Ⅳ期）。

初期では症状はとくになく，検診の胸部X線などで胸水貯留を指摘されることがほとんどです。進行すると胸膜の腫瘍が大きくなったり胸水が増えたりすることによる胸の痛みや息苦しさ，咳などの症状が出現します。しかし，これらの症状は悪性胸膜中皮腫にかぎった症状ではなく，ほかの病気でもよくみられるため，診断に時間がかかることも少なくありません。さらに進行し，ほかの臓器に転移した場合は転移した先の臓器によってさまざまな症状が起こります。

なお，悪性胸膜中皮腫はアスベスト（石綿）が原因である場合が多く，アスベスト曝露のある方は国の救済制度が適用されます。詳細は**Q83**を参照してください。

● 原発巣　　● リンパ節転移　　● 遠隔転移

ⅠA 期

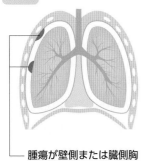

腫瘍が壁側または臓側胸膜に限局している（T1）

ⅠB 期

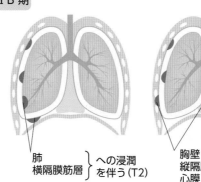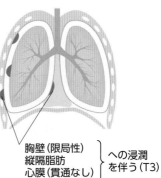

肺
横隔膜筋層 ｝への浸潤を伴う(T2)

胸壁（限局性）
縦隔脂肪
心膜（貫通なし）｝への浸潤を伴う(T3)

Ⅱ 期

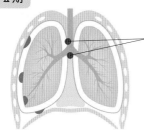

T1 と T2 に加えて，
胸腔内リンパ節への転移(N1)がある

ⅢA 期

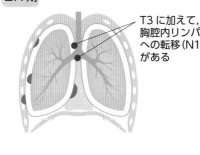

T3 に加えて，
胸腔内リンパ節
への転移(N1)
がある

ⅢB 期

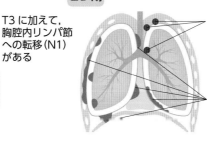

反対側に胸腔内リンパ節
への転移(N2)がある

胸壁（広範囲）
縦隔臓器
（気管, 大血管, 食道など）
心膜（貫通あり）
腹腔
対側の胸膜 ｝への浸潤を伴う(T4)

Ⅳ期

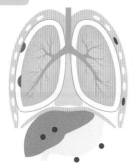

遠隔転移を伴う

図　悪性胸膜中皮腫の臨床病期（ステージ）

Q80 アスベストが原因なのでしょうか

A 悪性胸膜中皮腫の原因はアスベスト（石綿）と考えられています。アスベストと悪性胸膜中皮腫の発生の因果関係は，実際にアスベスト曝露歴と病気の発生の関連を調査した研究から明らかです。アスベスト曝露によって起こる病気を「アスベスト関連疾患」と呼びます。アスベストの曝露量や曝露期間によって，アスベスト肺やびまん性胸膜肥厚などの良性疾患や，肺がんや悪性胸膜中皮腫などの悪性疾患が発生します。とくに悪性胸膜中皮腫では，初めてアスベストに曝露したときから実際に発症するまでに30〜40年前後の長い潜伏期間があります。アスベスト肺，胸膜プラークなどの画像所見がある方は，のちに中皮腫が発生するリスクがあります。

アスベストとは，天然の繊維状鉱物で，クリソタイル（白石綿），クロシドライト（青石綿），アモサイト（茶石綿），アクチノライト，アンソフィライト，トレモライトの6種類が商業用に生産されてきました。アスベストは細長い繊維となって鼻や口から吸入され，気管支を通過して肺内の肺胞という小さな袋まで運ばれます。一度吸い込まれるといつまでも肺内にとどまり，一部は肺胞を貫いて胸膜に到達します。そして，長い年月をかけて生体内でがん化を引き起こすと考えられています。

アスベスト鉱山や製造工場に加え，造船所，車両製造，建築，水道工事などの職場における曝露もあります。さらに，アスベストが付着した作業着の家庭内での洗濯，石綿製品製造業の周辺住民においても微量ながらアスベストに曝露される可能性があります。

アスベストは耐熱性・絶縁性・断熱性・防音性に富み，かつ安価なため，戦後の経済発展とともに輸入量と使用量が年々増加しました。建築材料・断熱剤・吹き付け・ブレーキライニング・パッキンなどさまざまな用途に用いられるため，取り扱う業種も多岐に及びます。このため，仕事や生活環境でのアスベスト曝露がはっきりしなくても，知らないうちにアスベストを吸入している可能性は十分にあります。

アスベストの発がん性が明らかになり，欧米では製造と使用が禁止となりました。わが国でも1995年にとくに発がん性の強いアモサイト，クロシドライトが輸入・製造禁止となり，2006年に労働安全衛生法が改正され，2012年にようやくす

べてのアスベストの使用が全面禁止となりました。禁止の措置がなされても，当面はこれまでのアスベスト曝露によって，わが国では悪性胸膜中皮腫の患者数は今後も増え続け，2030〜40年頃にピークを迎えるといわれています。

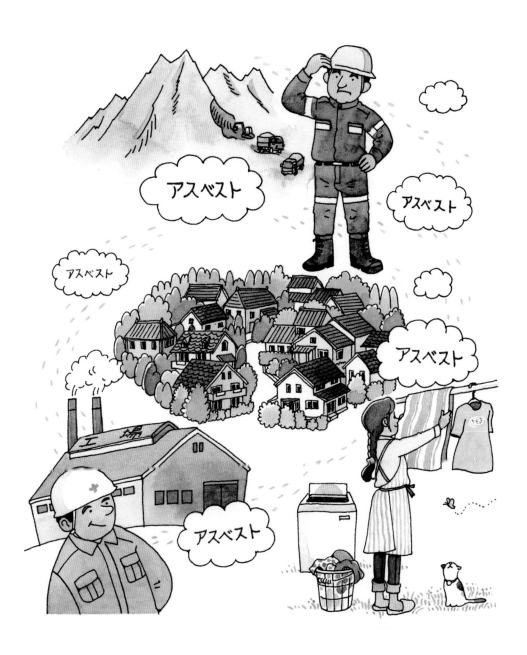

Q81 診断はどのように行われるのでしょうか

A

　悪性胸膜中皮腫（あくせいきょうまくちゅうひしゅ）は，初期は無症状であることが多いですが，進行すると胸の痛みや息苦しさ，咳（せき）などの一般的な症状が出現します。このような一般的な胸の症状があるときにまず行われる検査は胸部 X 線です。自覚症状はなく検診の胸部 X 線で異常を指摘され悪性胸膜中皮腫が疑われることも多いです。自覚症状あるいは X 線異常がある場合，まずアスベスト曝露歴（ばくろれき）の問診が行われます。

　胸部 X 線で異常を指摘された場合，続いて行われる検査は胸部 CT 検査です。CT で胸水貯留（きょうすいちょりゅう）や胸膜肥厚（きょうまくひこう），胸膜腫瘍（きょうまくしゅよう）を認め，悪性胸膜中皮腫が疑われた場合，診断をはっきりさせるための病理診断が行われます。病理診断とは病変の一部を採取し顕微鏡（けんびきょう）で細胞や組織を確認することです。

　悪性胸膜中皮腫は多くの場合で胸水（きょうすい）がたまっています。このような場合，まずは局所麻酔下に胸水を採取し，胸水中の細胞を調べます。これを「胸水細胞診（きょうすいさいぼうしん）」といいます。胸水検査によって悪性胸膜中皮腫以外の悪性疾患や結核性胸膜炎などの感染症の診断がなされます。

　胸水細胞診のみで診断が確定する場合もありますが，悪性胸膜中皮腫の診断は熟練した病理医でも難しいことがあり，また，良性疾患との鑑別が難しいこともあります。そのため，胸水細胞診で中皮腫が疑われた場合，多くは胸膜の一部を採取する「胸膜生検（きょうまくせいけん）」が必要となります。胸膜生検とは局所麻酔または全身麻酔下で太さが 1 cm 程度の胸腔鏡（きょうくうきょう）と呼ばれる内視鏡を胸に入れて，胸膜の病変部分を観察し，一部の組織を採取することです。胸腔鏡以外の生検方法として，CT や超音波で病変を確認しながら皮膚から針を刺す経皮的針生検（けいひてきはりせいけん）があります。

　採取された胸膜組織を顕微鏡で観察することにより，悪性胸膜中皮腫の確定診断を行い，さらにサブタイプ（悪性胸膜中皮腫の組織型）を決定します。サブタイプは WHO 分類という国際的な規約に基づいて，顕微鏡でみた細胞の型や特徴により「上皮型（じょうひがた）」「肉腫型（にくしゅがた）」「二相型（にそうがた）（上皮型と肉腫型が混在）」の 3 つに分類されます。組織型により悪性の程度が大きく異なるため，サブタイプは診断後の治療方針，治療方法，生存期間に影響します。

　このように，悪性胸膜中皮腫の診断には，患者さんの症状やアスベスト曝露歴の問診，検査，胸膜生検を行う臨床医（呼吸器内科医，呼吸器外科医），画像を読影する放射線科医，病理診断を行う病理医など，複数の専門医が携わっています。

治療はどのようなものがありますか

悪性胸膜中皮腫に対する治療は，①外科治療，②薬物療法，③放射線療法，④緩和ケアがあり，病気の進行度や種類，患者さんの年齢や元気さによって，単独もしくはこれらを組み合わせて（集学的治療）行われます。一般的には，切除が可能であれば手術を含む集学的治療が行われ，手術が難しい場合には薬物療法が治療の主体になります。ただし，悪性胸膜中皮腫はまれな疾患であるため，これらの治療法の組み合わせや順序についてはいまだ確立されていません。

❶ 外科治療

一般的には国際中皮腫研究会（IMIG）による病期分類Ⅰ〜Ⅲ期で上皮型の場合に選択されます。術式は，胸膜のみを切除し肺は温存する「胸膜切除/肺剥皮術（P/D）」と，胸膜と肺をまとめて切除する「胸膜肺全摘術（EPP）」があります。どちらもからだへの負担が大きい手術ですので，術前の全身状態の評価に基づいて，メリットやデメリットについて外科医とよく相談してください。

❷ 薬物療法

外科治療や放射線療法が局所治療であるのに対して，薬物療法の特徴は全身のがん細胞に効果を発揮する全身治療であることです。手術を含む集学的治療として行われる場合も，手術が難しく抗がん剤（細胞傷害性抗がん薬）による治療（化学療法）単独で行われる場合も，一次治療はシスプラチンとペメトレキセドという2種類の抗がん剤を組み合わせる併用療法が標準治療です。二次治療以降の治療薬としては免疫チェックポイント阻害薬であるニボルマブ単剤が推奨されています。さらに2021年には，ニボルマブと免疫チェックポイント阻害薬であるイピリムマブとの併用療法が新たな一次治療として承認されました。

❸ 放射線療法

単独で行われることはまれで，多くは集学的治療の一環として外科治療や薬物療法と組み合わせて行われます。とくに胸膜肺全摘術後の補助療法として効果が期待されています。また，局所再発時にも痛みをやわらげる目的で行われることがあり

ます。

❹ 緩和ケア

　病気の進み具合によらず，患者さんやその家族の身体的，精神的，社会的なつらさを軽くするのが広い意味での緩和ケアです。その中で苦痛をやわらげるための放射線療法や薬物療法が積極的に行われており，治療や日常生活が行いやすくなるよう支援しています。以前は，病状が非常に進行してから（いわゆる終末期）行われていましたが，現在では早期から緩和ケアを導入することが勧められています。

83 救済制度があると聞いたのですが，申請の手順などを教えてください

A

　悪性胸膜中皮腫を発症された方には「労働者災害補償保険制度（以下，労災保険制度）」と「石綿健康被害救済制度（以下，石綿救済制度）」の２つの救済制度があります。

❶ 労働者災害補償保険制度

　労災保険制度とは，仕事が原因でアスベスト（石綿）に曝露され，悪性胸膜中皮腫を発症した方が受けられる救済制度です。病気のために療養したり，休業したり，またお亡くなりになられた場合に，本人および家族が労災保険の給付を受けることができます。給付内容は療養給付，休業給付，傷病年金，障害給付，介護給付，遺族給付ならびに葬祭料と多岐にわたります。一般に，労災保険による給付を受けるためには，仕事が原因で悪性胸膜中皮腫を発症したものであると労働基準監督署から認定を受ける必要がありますので，最寄りの都道府県労働局や労働基準監督署に問い合わせてください。

❷ 石綿健康被害救済制度

　石綿救済制度とは，アスベストによる健康被害を受けられた方やその遺族の方のうち，労災保険制度の対象とならない方を対象とした救済制度で，医療費　療養手当，葬祭料などが給付されます。この救済制度は悪性胸膜中皮腫を発症された方のうち，労災保険制度が適用とならなかった方すべてが対象です。最寄りの保健所や地方環境事務所に申請請求を行う必要があります。申請請求後，環境再生保全機構を通じて審査が行われ，認定されれば給付金を受けることができます。

　いずれの救済制度においても本人からの申請の後に，中央環境審議会によって医学的事項の確認（診断やアスベストとの因果関係に誤りがないかを確認）が行われますので，認定されるまでは２～３カ月程度（場合によってはそれ以上）の時間が必要です。また，これらの救済制度の認定を受ける前にお亡くなりになられた方の遺族に対しても，一定の期間内に申請することで認定を受けることが可能です。詳細は最寄りの都道府県労働局や労働基準監督署，もしくは環境再生保全機構に問

い合わせてください。

　なお，救済制度の対象疾患は，アスベストを吸入することによって発生し得る指
定疾病（中皮腫，肺がん，アスベスト肺や著しい呼吸機能障害を伴うびまん性胸膜
肥厚）が対象となりますので，悪性胸膜中皮腫以外の指定疾病の方においても申請
は可能です。

　申請についてわからないことがあれば，担当医やがん相談支援センターに相談し
てみましょう。

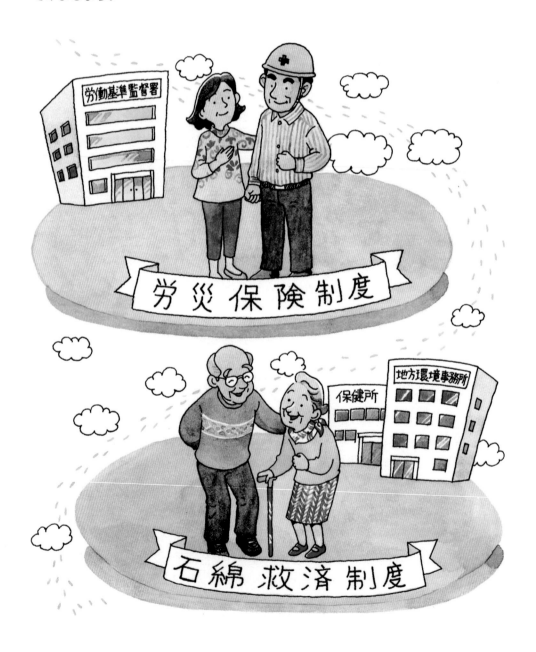

第9章

....

胸腺腫瘍
（胸腺腫・胸腺がん）

Q84 胸腺腫，胸腺がんとはどのような病気ですか

A

　右と左の肺の間で食道や心臓などが収まっているスペースのことを縦隔と呼び，縦隔に発生する腫瘍を「縦隔腫瘍」と呼びます。図のように縦隔の前方には胸骨があり，その裏側の部分を前縦隔と呼びます。前縦隔には免疫に重要な働きをする「胸腺」という臓器があります。胸腺は20歳代以降加齢とともに小さくなっていきますが，この胸腺を構成する胸腺上皮から発生する腫瘍を「胸腺上皮性腫瘍」と呼びます。

　胸腺上皮性腫瘍は，その病理組織の特徴から胸腺腫，胸腺がん，胸腺神経内分泌腫瘍の3つに分類されます。

　「胸腺腫」の細胞は分裂し増加します。腫瘍が増大すれば周囲にひろがり（浸潤），胸膜・心膜に散らばる（播種する）など，ときにがんのようなふるまいをすることから，悪性腫瘍（低悪性度腫瘍）であると認識しておく必要があります。

　「胸腺がん」は，細胞に異型が認められる悪性腫瘍であり，組織型としては扁平上皮がんが多く，進行すれば周囲へ浸潤したり，リンパ節や他臓器へ転移します。

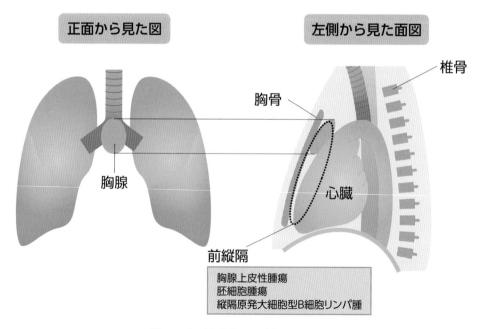

図　縦隔の解剖構造と前縦隔腫瘍の位置

胸腺腫・胸腺がんは 30 歳以上に発生することが多く，男女差を認めません。胸腺腫の罹患率（かかる人の割合）は人口 10 万人当たり 0.44〜0.68 人とまれな腫瘍で，胸腺がんは胸腺腫よりさらに罹患率が低く「希少がん」に相当します。胸腺腫・胸腺がんは前縦隔に存在する腫瘍なので，正面の X 線写真では見つかりにくく，大きな腫瘍になって初めて見つかることが多く，そのきっかけはあお向けで寝た場合の息苦しさや，検診での胸の異常な影などです。胸腺腫には，まぶたが開きにくくなったり手や足の力が入らなくなる重症筋無力症（16〜24%）や貧血の一種である赤芽球癆（1.5〜2.4%）という自己免疫疾患を合併することが知られており，これらの病気がきっかけで見つかることがあります。

Q 85 診断はどのように行われるのでしょうか

A

　症状や重症筋無力症がきっかけで，あるいは検診の胸部X線写真がきっかけで前縦隔に異常な影が指摘された場合，胸腺腫・胸腺がんを含む縦隔腫瘍の詳しい検査が行われることになります。

　縦隔腫瘍の診断には画像診断と病理診断の両方が必要です。

　画像診断では胸部CTと胸部（縦隔）MRIが行われます。胸腺腫と胸腺がんはともに内部に空気や水の成分を伴わない（充実性の）腫瘍です。腫瘍の周囲の正常部分へのひろがり（浸潤）は胸腺腫で弱く，胸腺がんで強いことがわかっています。

　画像診断で周囲へのひろがりや本体から離れた腫瘍（転移）が存在しないと判断される場合は，全身麻酔下で手術によって腫瘍を摘出し，その手術検体で病理診断が行われます。手術が難しいと判断される場合は，病理診断のためにCTを撮影しながら局所麻酔をして皮膚から針を刺して組織を採取するCTガイド下生検が行われます。

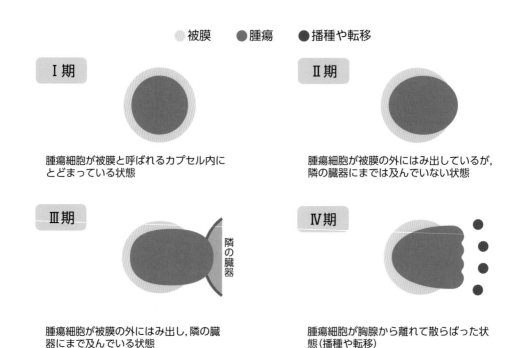

図　胸腺腫・胸腺がんの臨床病期（ステージ）

病理診断において，胸腺腫は，正常リンパ球が腫瘍の中にどのくらい含まれているかという点と，腫瘍細胞の姿かたち（形態）を中心にタイプ A，タイプ AB などに細かく分類されます。胸腺がんは，その組織型にしたがって細かく分類され，一番頻度が高いのは扁平上皮がんです。

　胸腺腫・胸腺がんも病変のひろがりの程度を臨床病期（ステージ）で表します。臨床病期の分類方法は 3 種類（正岡分類，正岡-古賀分類，UICC-TNM 分類）あり，いずれを用いても I〜IV 期までの 4 段階に分類されます。3 種類の分類で少し病期の定義が異なりますが，大まかに分けると図のようになり，腫瘍が被膜と呼ばれるカプセルの中にとどまっているかどうか，カプセルの外に出ていて周囲の血管や臓器にまで浸潤しているかどうか，さらに本体から離れて散らばっているかどうかにより臨床病期が判別されます。

Q 86 治療はどのようなものがありますか

A

　胸腺腫（きょうせんしゅ）・胸腺（きょうせん）がんの治療として，外科治療（手術），放射線療法，薬物療法（化学療法）があります。

　すべての腫瘍が取り切れると判断された場合は，手術が行われ，腫瘍とともに胸腺をすべて摘出します。胸腺腫ではすべて取り切ることができれば，追加の治療は必要ありません。胸腺がんでは，周りの組織にがんがひろがっている場合はすべて取り切れても補助的に放射線療法を追加することがあります。

　すべて取り切ることが難しいと判断された場合は，まず化学療法や化学放射線療法（かがくほうしゃせんりょう）が行われて，その後，可能であれば手術が行われます。手術ができないと判断された場合は，化学療法や化学放射線療法が続けられます。また，手術ができてもすべて取り切れなかった場合は，残った腫瘍に対して術後放射線療法や化学放射線療法が行われます。

　再発や遠隔転移（えんかくてんい）がある場合は，化学療法を中心とした治療が行われますが，可能であれば手術や放射線療法を組み合わせた集学的治療も行われています。

　手術は通常，胸骨を縦切開する方法（開胸（かいきょう））で行われますが，最近では胸腔鏡（きょうくうきょう）やロボット支援手術も行われています。放射線療法は，副作用を軽くするため三次元的に行われ，線量は 1 回 1.8〜2.0 Gy（グレイ）で，標準的に総線量 50〜60 Gy が照射されます。化学療法は，胸腺腫ではシスプラチンとアンスラサイクリン系抗がん剤の併用が，胸腺がんではプラチナ製剤を用いた多剤併用療法が行われます。

　化学療法施行後の進行・再発胸腺がんに対して，分子標的治療薬（ぶんしひょうてきちりょうやく）レンバチニブによる治療が実施可能です。レンバチニブは内服薬で，頻度の高い副作用として高血圧，タンパク尿，手足症候群（手や足の皮膚の赤みと感覚障害）があります。

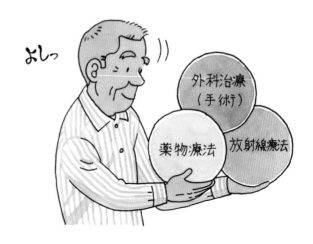

生活上のアドバイス

Q 87 地元の医院で糖尿病・高血圧症をみてもらっています。血圧が高いとき，風邪気味のときなど，どうしたらよいでしょうか

A

　糖尿病や高血圧など肺がん以外の病気で通院している医療機関がある場合，普段から患者さんのことをよく知るかかりつけの医師やスタッフはがん患者さんにとって心強い味方となります。肺がん診療を行う医療機関とかかりつけの医療機関との連携がとれていれば，ちょっとした体調の変化のときには身近なかかりつけ医に相談するのがよいでしょう。

　そうしたかかりつけ医がない場合でも，風邪など肺がん診療と直接関係がないと考えられる症状で近くの医療機関にかかることは問題ありません。ただし，その医療機関の医師や看護師に現在の病名，病状や受けている治療について伝えましょう。これまでの病状や治療内容の説明が記載された用紙や治療計画書などが手元にあれば，それらも見せるとよいでしょう。「風邪」と思っても，肺がん診療に関係した症状の場合があるかもしれません。肺がんでかかっている病院へ連絡したほうがよいかを含めてご相談ください。

　その後，肺がんでかかっている病院を受診するときには，近くの医療機関にかかった経過やその医療機関での診断や治療について担当医に報告してください。

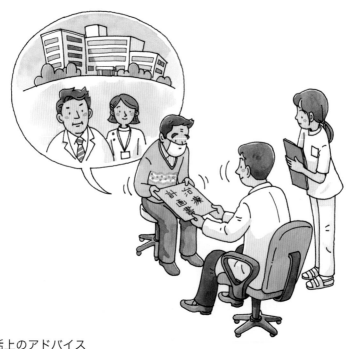

Q88 統合医療，補完代替療法について教えてください（サプリメント，アロマセラピー，漢方など）

A

　通常のがん診療で行われる医療に加えて，患者さんのこころとからだ，精神（たましい）を総合的に考えて補完代替療法や伝統医学などを組み合わせて行う医療のことを「統合医療」といいます。

　統合医療，補完代替療法といわれるものとしては，ハーブ，ビタミン，ミネラル，プロバイオティックス（発酵食品など），漢方などの天然産物，瞑想，ヨガ，気功，太極拳，鍼灸，マッサージ，運動療法などさまざまなものが行われています。このうち漢方は抗がん剤（細胞傷害性抗がん薬）の副作用対策として有効なものがあり，わが国では保険診療の範囲内で併用することが可能です。そのほか，ヨガにより身体機能が改善したり，アロマオイルによる不安や吐き気の改善などが報告されています。

　統合医療や補完代替療法についての情報はインターネットでも入手することができます。信頼できる情報をもとに興味をもった療法について，どのような目的でどのような効果を期待して使うのかなど，冷静によく考えてみる必要があります。治療の効果としてがんの進行を遅らせたり，生存期間を延長したり，治療として確立している補完代替療法はありません。そのうえで，費用やこころとからだへの負担を含めて検討するようにしましょう。

　とくに注意すべきことは，保険診療外で行われるものは，詐欺的なものがあることです。内容をよく確認して，まずは疑ってかかるようにしましょう。「腫瘍が消えた」などとうたっていたり，高額なものにはとくに注意しましょう（**Q21** 参照）。

　担当医とよく相談することも大切です。なかには，がん治療の効果を弱めてしまうものや副作用を強くしてしまうものがあります。興味や関心があるとき，わからないときは，必ず担当医や看護師に相談しましょう。

参考情報

　🔗 厚生労働省　eJIM（イージム：「統合医療」情報発信サイト）
　https://www.ejim.ncgg.go.jp

　🔗 国立研究開発法人医薬基盤・健康・栄養研究所　「健康食品」の安全性・有効性情報
　https://hfnet.nibiohn.go.jp

Q89 サプリメントを飲みたいのですが，担当医には言い出しにくいので，こっそり使っても大丈夫でしょうか

A

　サプリメントには，ビタミン剤，ミネラルなどが含まれます。肺がんの薬物療法でよく用いられるペメトレキセドという薬剤では，その副作用を軽減するために，葉酸とビタミンB12を併用します。ミネラルの一種であるマグネシウムも，シスプラチンという抗がん剤で治療を行うときは，腎障害の予防のために用いられます。しかし，大量のビタミン剤を服用した場合は，腫瘍に対する治療効果が低下する可能性もあります。また，ある種の漢方薬には，肺がん治療で問題となる間質性肺炎を起こすものもあります。

　このように，サプリメントは肺がんの治療に影響を与える場合があります。サプリメントを飲んでいるときや，飲んでみたいと思ったときには，その理由とともに，必ず担当医や看護師，薬剤師に伝えましょう。そのとき，成分や内容がわかるような説明書も担当医に見せたほうがよいでしょう。

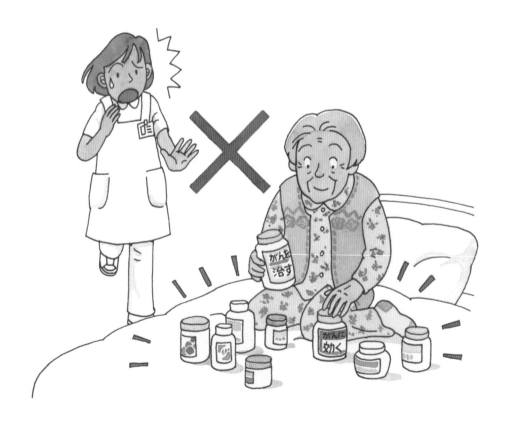

90 免疫力を上げたほうがよいと聞いたのですが，そのような方法はありますか

がん治療において患者さん自身の「免疫力」が重要であることは，最近の免疫チェックポイント阻害薬の有効性に関する研究成果からも明らかになりました。これまでの疫学（集団を対象に，病気の発生原因や予防などを研究する学問）研究やがん予防に関する臨床試験の結果から明らかになった，免疫力を維持・向上させる方法と，がんになりにくい生活習慣について考えてみましょう。

まず，がん発生に最も影響するのは喫煙です。喫煙は免疫機能を低下させます。受動喫煙を含めてタバコ煙を避けるようにしましょう。

肥満もがんの発生の危険性を高めます。肥満によって脂肪細胞から分泌されるある種の因子が免疫力を低下させるとの報告がありますので，適切な体重を維持しましょう。適度な運動はがんの予防に有効であることが示されています。がんからだを守る免疫のサイクルにおいても，がん抗原を認識したリンパ球が血流をとおして，がんが発生した場所に移動することが必要だと考えられています。したがって，運動によって血流を良くすることが，がんに対する免疫力の向上に重要だと考えられます。また，質の高い睡眠が免疫機能の向上に関連しています。コーヒーなどカフェインを含む飲料は夕方以降は飲まないようにするなど，生活全般を見直して，質の高い睡眠がとれるようにしましょう。

バランスのとれた食事，とくに野菜や果物の摂取が重要です。1日5品以上，400g以上食べることが勧められています。野菜は生で食べるよりも加熱したほうが栄養分を効率よく摂取できます。野菜に含まれるビタミンなどは（ビタミンCも含めてほかの物質と結合しているため），熱に強く，加熱しても問題ありません。疫学研究で野菜の摂取が重要であることがわかり，βカロチンなど野菜に含まれる特定の成分を摂取するグループとプラセボ（偽薬）を比較する臨床試験がいくつも行われていますが，これらの成分の有効性を示したものはほとんどありません。喫煙者男性を対象に行われたβカロチン有無の試験では，プラセボ（偽薬）に比べてβカロチン群の肺がん発症が多いという結果でした。有効な成分も薬として服用するとかえって逆の結果にもなり得るのです。これは塩分を例に考えるとわかりやすいでしょう。塩分はからだに必要なものですが，多くとりすぎると寿命を縮めてしまいます。禁煙と適正な体重の維持，適度な運動と質の高い睡眠，バランスのとれ

た食事と，これまでいわれているような健康的な生活が「免疫力」を高めることにつながると考えてよいでしょう。人間はリスク分散のために長い歴史の間でさまざまな食事をとるようになったと考えられます。サプリメントなどは，その成分が足りない場合以外はなるべく避けるほうがよいでしょう。

　ストレスなど精神的な面については，ストレスを「悪いもの」と考えている人は，ストレスを受けると悪影響を受けやすいですが，そうは考えず，ストレスを人生からの挑戦（チャレンジ）と前向きに考える人たちは良い影響を受けるとの報告があります。

　また，「笑い」の研究では，達成感やほっとして笑う感動の「笑い」（eudaemonic，幸福感）が免疫力を高めるとされています。

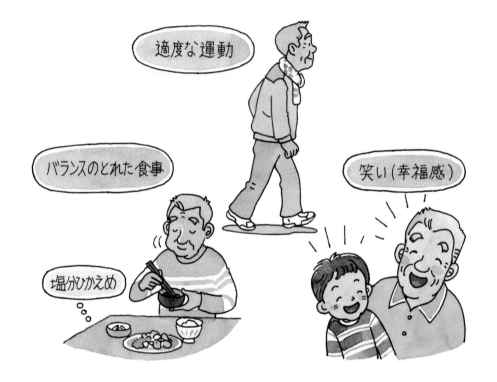

Q 91　薬物療法を受けていますが，家族に影響が出るようなことはないのでしょうか

A　抗がん剤（細胞傷害性抗がん薬）や EGFR 阻害薬などの分子標的治療薬は投与後しばらくの間，その成分などが尿や便に残りますが，現在のところ，これらの薬剤による治療を受ける患者さんと生活をともにしている家族の健康への影響は報告されていません。しかし，これらの薬剤が排泄される尿や便，吐物には素手で触れないように注意したほうがよいでしょう。具体的には，

・排泄物や吐物を処理するときは使い捨て手袋を着用する
・便器に蓋があれば，蓋を閉めて洗浄する
・便器周りやトイレの床が汚れたらすぐに拭きとる
・寝具や衣服が排泄物や吐物で汚れたら下洗いをしてから洗濯をする
・ゴミが発生した場合は二重にしたビニール袋に入れて廃棄する
・取り扱い後は石けんを使用して手を洗う

など，一般的な衛生意識をもって生活するようこころがけましょう。

　また，患者さんご自身や家族の判断で錠剤を粉砕したり，割ったり，カプセルを開封したりすることはしないでください。

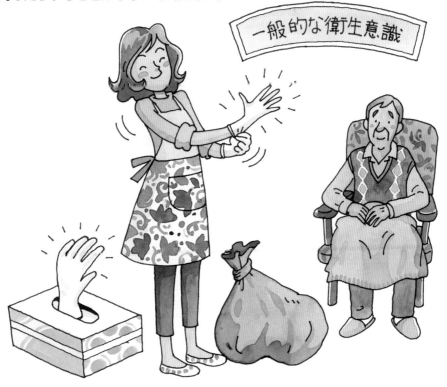

一般的な衛生意識

92 髪の毛が抜けたり，肌の荒れや爪の変形が気になります。何かできることはあるでしょうか

A

　抗がん剤をはじめとする，がん治療において外見的変化を伴う副作用がいくつか報告されています。それら，がん治療に伴う外見の変化に対して行われるケアのことをアピアランスケアといいます。インターネット上ではアピアランスケアについて調べると，複数の情報が出てきますがすべてが信頼のおけるものとは限りません。代表的なものをご紹介しますが，適宜医療者へ相談しながら行うことが大切です。

❶ 脱毛のケア

　抗がん剤（細胞傷害性抗がん薬）による脱毛の程度は，抗がん剤の種類や投与量，投与スケジュールによって変わります。抗がん剤で必ずしも脱毛が起こるわけではありませんので，一度担当医や看護師へ相談してみましょう。また，通常抗がん剤による脱毛は一過性で，治療終了後に再び発毛することが知られています。

　脱毛の予防の方法として，抗がん剤投与中の頭部冷却があります。しかし，日本人を対象とした研究は限られており，その効果はまだ研究段階です。そのため，わが国での実施可能な施設はきわめて限られています。そのほかの予防法として，ミノキシジル外用薬の使用を検討した研究がありますが，現在のところ脱毛の予防効果を示したものは限られています。

　また，ミノキシジル外用薬の再発毛の効果を調べた研究があります。再発毛の効果についても，現在研究が進められている段階であり，明確な効果は確立していません。そのため，抗がん剤による脱毛症へのミノキシジル外用薬は保険適用となっていません。ミノキシジル外用薬は一般医薬品として購入可能ですが，もし使用を考える場合には，担当医や看護師，薬剤師に相談し，その費用と効果を十分に検討したうえで使用しましょう。

　脱毛に備えてのウィッグ（医療用のかつら）を急いで用意しなければいけないと不安に感じる方がいるかもしれませんが，抗がん剤による治療を開始してから実際に脱毛が起こるまでしばらく時間がありますので慌てずに，脱毛の様子や程度を確認しながら用意することも可能です。また，実際にウィッグを購入する際には「自分に合った価格」や「自分に合う使用感」「自分に合うスタイル」などを考えて購入するとよいでしょう。必ずしも高額なものが良いとは限りません。

日頃行うことができるケアとしては，洗髪があります。方法としては髪や頭皮を十分に濡らした後に，シャンプーを手のひらで十分に泡立ててから使用します。シャンプー剤は特別に新しいものを用意するよりも，これまで使用していたものを使用したほうが，皮膚トラブルのリスクを小さく抑えられます。

❷ 皮膚や爪のケア

使用する抗がん剤の種類によっては，皮膚の乾燥が現れる可能性があります。とくに高齢者やアトピーのある方に多く発生する傾向があります。皮膚乾燥では容易に湿疹やひび割れを起こし，かゆみにより掻いてしまい皮膚炎を悪化させる可能性があります。症状によってはステロイドの軟膏により効果がみられる場合がありますので，症状が出現したときには担当医に相談しましょう。保湿剤の使用が効果がある場合もありますが，アルコールを多く含む製品については使用を避けたほうがよいという調査もあります。

スキンケアとして使用する洗浄剤については，必ずしもこれでなければならないというものはありません。これまで使用していたものを続けて使うほうが皮膚トラブルのリスクは小さく抑えられます。また，強くこすり洗いをすることは避けましょう。軟膏などが洗い切れていないと感じる場合には二度洗いするとよいです。

入浴方法については，高温の入浴は皮膚の乾燥やかゆみを強くする場合がありますので避けたほうがよいです。

爪の変形や周囲の炎症の発生を抑える方法として，抗がん剤投与中に手足を冷却する方法が研究されています。しかし，その効果は研究段階であり，十分に効果が示されているとは言い切れません。また，人によっては冷却により寒気や不快感を訴えられる方もいます。わが国では保険適用となっておらず，実施可能な施設も限られているため，使用に関しては担当医または看護師に相談しましょう。

爪の変形をカモフラージュする方法として，ネイルチップを両面接着テープで爪甲に接着する方法があります。ただし，取り外しの際に無理に剥がそうとすると爪を傷つけるおそれがあるので，注意が必要です。場合によっては，お湯につけるなどしてテープを剥がしやすくすることも一案です。一方で，アクリルネイルやジェルネイルといわれる硬化性の樹脂を用いた方法は，爪が薄くなったりもろくなる可能性があるため，お勧めできません。

爪の変色をカモフラージュする方法として，市販のネイルカラーを使用する方法があります。とくに黒褐色に変色したものについては，使用するネイルカラーをレンガ色のような赤褐色にするとカモフラージュしやすいです。

日頃の爪のケアでは，爪を整えるときにはネイルファイル（爪やすり）を使用することをお勧めします。爪切りを使用すると場合によっては爪が割れたり欠けたりするおそれがあります。

　一度にまとめてケアを行うのではなく，少しずつ医療者と相談しながらからだの状態に合わせてケアの方法を検討していきましょう。

Q 93 口内炎がつらいです。やわらげることはできますか

A

　がん治療により，口腔内（口の中）には口内炎以外にも乾燥や味覚異常が生じます。また免疫力が低下するとヘルペスウイルスやカビの一種であるカンジダによる口内炎が生じることもあります。予防と速やかな対応が重要です。

❶ まずご自身で予防しましょう

　症状を悪化させるためアルコールは控え，タバコはやめましょう。がん治療が始まったら口腔内を毎日観察し，粘膜の変化や乾燥，味覚の変化をチェックします。口腔内の保湿と清潔を保つことも大切です。うがいをこまめに行いましょう。水道水でも十分ですが，しみるときは生理食塩水（500 mL の水に食塩 4.5 g）でのうがいがお勧めです。歯みがきはやわらかい歯ブラシで行い，歯や歯肉，舌をやさしくブラッシングしましょう。歯みがき剤は刺激の少ないものとし，歯間清掃もできるだけ行いましょう。義歯を使用している方は，しっかりとみがいてから洗浄剤も使用して清潔に保つようにしてください。痛みがつらいときには刺激物を避け，水分が多く，やわらかく，口当たりのよい食事を選びましょう。

❷ 見た目の異常や症状が生じたときには早めに医療スタッフに相談しましょう

　食事が十分とれないときには，濃厚流動食などの栄養補助食品も検討します。生活の工夫だけで対応できない痛みには，痛み止めの内服や麻酔薬入りのうがい薬が処方されます。また傷ついた粘膜を保護する薬もあります。ヘルペスウイルスやカンジダが原因の口内炎では感染症に対する薬を使用します。

❸ かかりつけの歯科医院などとの連携について

　最近は歯科との協力体制が進んできており，がん治療の開始前から歯科を受診するようになってきています。かかりつけの歯科医院があれば，その歯科医とがん治療の担当医が連携をとることもできます。

　なお，骨転移に対して使用される薬には顎骨壊死という副作用があり（**Q54** 参照），これを避けるためには口腔内を清潔に保つことが必要です。そのためこの薬を使用する前には歯科を受診して，口腔内に問題がないか評価が行われます。

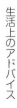

第10章　生活上のアドバイス

Q94 通院で治療することになりました。注意することはありますか

A

　まずは担当医から説明を受けて，併存疾患も含め，ご自身の病状をよく理解しておきましょう。通院で治療するということは，病状が安定して治療の副作用に対応できる状態だと担当医は判断しています。とくに注意すべきことは，治療に伴う副作用と病状が進行した場合の対処です。

　副作用では，早急に対処しないと命に関わる症状についてよく理解しておきましょう。たとえば，血液中の白血球が減った時期に発熱があれば，早急な対処が必要です。また，薬剤による間質性肺炎も早急な対処が必要です。空咳，息切れ，発熱などの症状が出現または悪化した場合は病院に連絡しましょう。免疫チェックポイント阻害薬で治療を受ける場合は，1型糖尿病，重症筋無力症や下血なども問題になります。担当医や薬剤師，看護師にどのような症状が出現する可能性があるのか，対処法や必要時どこに連絡をすればよいのかご確認ください。

　肺がんの病状については，今後どのような症状が出てくる可能性があるのか，その対処法についても確認しておきましょう。

　生活一般については，その質を落とさないように医療スタッフと話し合いましょう。抗がん剤（細胞傷害性抗がん薬）による治療で白血球の数が少なくなる可能性がある場合に，「生もの」は食べないように指導する医療機関もありますが，根拠はありません。通常は普通の食生活が可能です。当然ですが，「食中毒」にならないような注意は必要です。

　仕事がある方は，会社勤めの場合は担当者や産業医と話し合う機会をもつようにしましょう。必要なときには病院の担当者と連携をとるとよいでしょう。

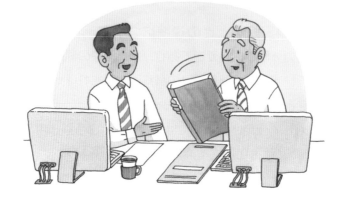

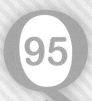

家族はどのように支えていけばよいで しょうか

　あなたの大事な家族ががんになったとき，当事者である患者さんだけではなく，家族としてもさまざまな不安が出てくると思います。また患者さんご本人をどのように支えていけばよいのか悩むことも多くあるでしょう。家族も戸惑い，困惑して不安になるのはもっともです。ここでは家族に知っていただきたいことをお伝えします。あなたに当てはまることがあれば参考にしてみてください。

❶ 病気に関する正しい情報を集めましょう

　がんに対する不安を軽減するためには，正確な情報を知ることが重要となります。担当医からの情報以外にも，がん関連の本や雑誌，インターネットなどもありますので参考にしてみてください。なお，本書でも**Q20，21**に関連する情報を記載しています。

❷ 家族として何ができるかを考えましょう

　家族のメンバーそれぞれに，自分にできることや不得意なことがあると思います。患者さんとじっくり話ができる方や，買い物や送り迎えができる方もいます。家族で役割を上手に分担して，お互いの負担を少なくしましょう。

❸ 患者さんのつらさを理解しましょう

　患者さんはがんを抱えた当事者です。そのつらさのすべてを理解することは難しいかもしれませんが，理解しようとする努力は必要です。患者さんがつらい状況のとき，家族に強い口調で話したり，話す内容がいろいろと変化することもあるかもしれません。そんなときには，お話の内容の良し悪しの判断をしたり，無理にアドバイスをするのではなく，患者さんのつらい気持ちに寄り添い，共感をもって聞く時間を大切にしましょう。

❹ 患者さんの希望をよく聞きましょう

　患者さんが何をしたいのか，どのようなことを希望しているのか患者さんの気持ちや要望を聞いてみましょう。家族は患者さんのことを思うあまり，自分なりのや

り方で，あれもこれもと過剰に援助してしまいがちです。手助けしているはずが自分のやり方の押しつけになっていないか，常に見直し，患者さんに確認しながら援助していきましょう。

❺ 家族も自分の生活を大事にしましょう

患者さんがとてもつらい状況にあるからといって，生活のすべてを患者さん中心にしてしまうと家族も疲れてしまいます。患者さんを援助しながら，ときには自分のための楽しい時間を作りましょう。周囲が元気でいることが，常に患者さんの良き支援者でいられることにつながります。

家族は「第2の患者」といわれるほど，患者さんと同様にがん診断と治療に戸惑い感情が揺れ動くものです。家族だけですべてを抱え込まず，医師，看護師，薬剤師，医療ソーシャルワーカーなど話しやすい相手に，あなたが大切にしたいこと，困っていること，必要と思うこと，苦手なことなどについて伝えてください。伝えることで，解決に向けたきっかけが見つかることがあります。

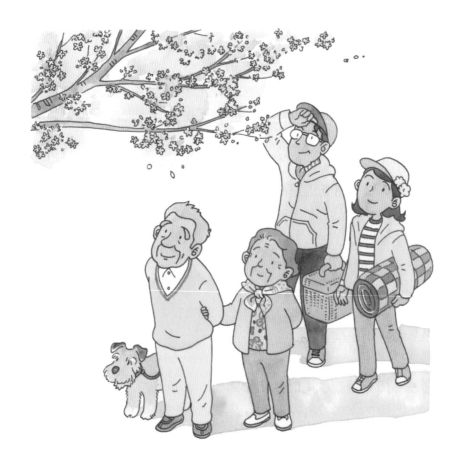

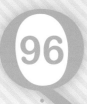

96 新型コロナウイルスが流行しているので，病院に行くのが不安です。ワクチンの接種はどうすればよいでしょうか

※ 2023 年 9 月の状況をもとにしています。

　新型コロナウイルスの出現は私たちの生活を大きく変えましたが，2023 年 5 月には 5 類感染症に分類されるなど，徐々にそれまでの特別扱いがゆるめられてきています。とはいえ，普通の風邪と同じとまではいえません。がん患者さんは体力や免疫力に不安を抱えている方も少なくありませんし，入院や外来に通院することで感染してしまわないかと心配になるのは当然のことと思います。

　しかし感染を恐れるあまり，本来必要な検査や治療を受けなかったり，経過観察や薬の副作用のチェックがおろそかになったりしてはいけません。また肺がん検診で異常を指摘されたら遅滞なく病院を受診してください。新型コロナウイルスやインフルエンザについて，病院はしっかりと対策をとっています。みなさんもマスクをして，手洗いや消毒を心がけていれば，病院で感染することを過剰に心配する必要はありません。治療を開始できるのか，続けたほうがよいのか，受診の間隔をあけても大丈夫なのかといったことは，皆さんの病状や治療の状況，感染の流行状況によっても大きく変わってきます。ご自分で判断なさらず担当医とよく相談するようにしましょう。

　日本肺癌学会では専門医による意見を公表しています。担当医と相談する際の参考としてください（**参考情報**参照）。

　また新型コロナウイルスのワクチン接種はがん患者さんの場合，前向きに検討するように勧められています（**参考情報**参照）。接種のタイミングは治療との兼ね合いがありますので，接種したほうが良いかどうかも含めて担当医の意見もふまえて判断する必要があります。

　新型コロナウイルス対策として皆さんが取り入れている手洗いや消毒，人ごみや医療機関でのマスクの着用，そして三つの密（密閉，密集，密接）を避ける生活様式はインフルエンザなどほかの感染症への対策としても有効です。新型コロナウイルスのワクチンだけでなく肺炎球菌ワクチンやインフルエンザワクチンといったワクチンの接種も大切です。これらのワクチンの接種のタイミングも治療との兼ね合いがあるため，担当医と相談して必要なワクチンをうつようにしましょう。熱や咳

などの症状が出た場合の対応についてもあらかじめ担当医や看護師に確認しておくようにしましょう（**Q87** 参照）。

参考情報

🔗 日本肺癌学会　COVID-19パンデミックにおける肺癌診療：
Expert opinion
https://www.haigan.gr.jp/modules/covid19/
index.php?content_id=1

🔗 日本癌治療学会，日本癌学会，日本臨床腫瘍学会（3学会合同
作成）

新型コロナウイルス感染症（COVID-19）とがん診療について
Q & A
―患者さんと医療従事者向け　ワクチン編　第2版―
https://www.jsco.or.jp/covid19_vac_qa/index.html

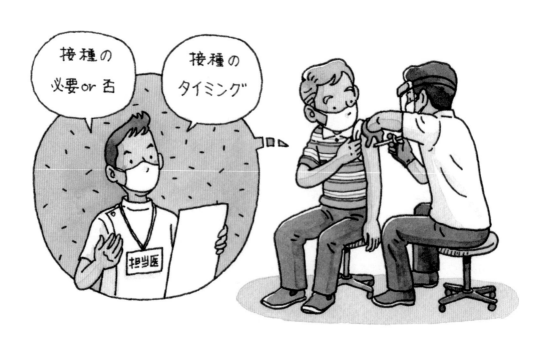

Q 97 食欲がありません。どんどんやせてきて心配です

A

　がん患者さんの食欲低下にはさまざまな原因があり，いくつかの原因がかさなっていることもあります。食欲がないときに無理に食べようとしてもからだにも気持ちにも負担になり，楽しいはずの食事がむしろ苦痛となってしまうことさえあります。

　食欲がないときには無理をせず，食事の工夫をするとともに，その原因に対してできることがないか担当医や看護師，栄養士などの医療者と相談していきましょう。

❶ 食事の工夫

・食べたいときに食べたいものを食べましょう。

・一回の食事量を少なめにしたり，数回に分けましょう。

・冷たいもの，味のはっきりしたもの，のどごしの良いものなど，ご自分にとって食べやすいものを選びましょう。

・場所や姿勢をかえてリラックスできるようにしましょう。

・糖尿病や腎臓の病気で食事の制限がある場合には，食事の量に応じて制限をゆるめられないか担当医や栄養士などに相談しましょう。

❷ 食欲低下の原因

①がんそのものの影響

　がんが進行するとがん悪液質と呼ばれる状態が引き起こされることがあります。また肺がんではまれですが，がんそのものが食道や胃，腸など食べ物の通り道を直

用語解説

がん悪液質

　がん患者さんの食欲が低下してあるいは食事をとっていてもやせてくる状態は「がん悪液質」といわれます。体重減少，とくに筋肉がやせてきて日常生活もままならなくなってくるなどがん患者さんにとってがん悪液質は大きな問題となります。以前は「がんだから仕方がない」と考えられてきましたが，近年では早いうちから食事の工夫や運動などを行

うことでがん悪液質が進むのを遅らせたり，改善させることができないか検討されるようになっています。また体重減少および食欲不振を改善する薬剤として2021年4月からアナモレリンが使用できるようになりました。患者さんの状態によっては良いお薬となりますので，担当医とも相談してみましょう。

接圧迫することもあります。がんによって血液中のカルシウムやナトリウムの濃度が異常になることで食欲が低下する場合もあるので普段の血液検査も大切です。

②治療の影響

　抗がん剤や放射線療法の副作用として食欲が低下することがあります。これらの治療によって生じた口内炎が原因の場合は **Q93** を参照してください。がんに対する薬物だけでなく，普段服用している薬が食欲低下の原因となることもあります。担当医や看護師，薬剤師と一緒に内服薬の確認をしましょう。

③気持ちの落ち込み

　ストレスや不安から食欲が低下することもあります。**Q53** を参照してください。

肺がん治療に使用される薬剤一覧

（2023年９月現在）

	一般名	商品名		分　類
		先発医薬品	後発医薬品	
抗がん剤（細胞傷害性抗がん薬）	シスプラチン	ランダ ブリプラチン	シスプラチン「日医工」「マルコ」	プラチナ（白金）製剤
	カルボプラチン	パラプラチン	カルボプラチン「NK」「SW」「サンド」「日医工」	
	ネダプラチン	アクプラ		
	ペメトレキセド	アリムタ	ペメトレキセド「F」「NK」「サワイ」「ニプロ」「ヤクルト」「トーワ」「日医工 G」「SUN」	代謝拮抗薬（葉酸代謝拮抗薬）
	テガフール・ウラシル配合剤	ユーエフティ ユーエフティE		代謝拮抗薬（ピリミジン代謝拮抗薬）
	テガフール・ギメラシル・オテラシルカリウム配合剤（S-1）	ティーエスワン	エスエーワン，エヌケーエスワン，エスワンタイホウ	
	ゲムシタビン	ジェムザール	ゲムシタビン「NK」「サンド」「ヤクルト」「NIG」「SUN」「日医工」	
	アムルビシン	カルセド		トポイソメラーゼⅡ阻害薬（アントラサイクリン系）
	ビノレルビン	ナベルビン	ロゼウス	微小管阻害薬（ビンカアルカロイド）
	パクリタキセル	タキソール	パクリタキセル「NK」「NP」「サワイ」「ホスピーラ」	微小管阻害薬（タキサン）
	アルブミン懸濁型パクリタキセル	アブラキサン		
	ドセタキセル	タキソテール ワンタキソテール	ドセタキセル「EE」「NK」「ケミファ」「サワイ」「トーワ」「ニプロ」「ヤクルト」「サンド」「ホスピーラ」	
	イリノテカン	トポテシン カンプト	イリノテカン「NK」「NP」「サワイ」「トーワ」「ハンルイ」「ホスピーラ」「SUN」	トポイソメラーゼⅠ阻害薬
	ノギテカン	ハイカムチン		
	エトポシド	ラステット ベプシド	エトポシド「SN」「NIG」「サンド」「タイヨー」	トポイソメラーゼⅡ阻害薬
分子標的治療薬	ベバシズマブ	アバスチン	ベバシズマブ BS「ファイザー」「第一三共」「日医工」「CTNK」	血管新生阻害薬
	ラムシルマブ	サイラムザ		
	ネシツムマブ	ポートラーザ		抗 EGFR 抗体
	トラスツズマブ デルクステカン	エンハーツ		HER2阻害薬
	ゲフィチニブ	イレッサ	ゲフィチニブ「DSEP」「JG」「NK」「サワイ」「サンド」「日医工」「ヤクルト」	EGFR 阻害薬
	エルロチニブ	タルセバ	エルロチニブ「NK」	
	アファチニブ	ジオトリフ		
	オシメルチニブ	タグリッソ		
	ダコミチニブ	ビジンプロ		
	クリゾチニブ	ザーコリ		ROS1/ALK 阻害薬
	アレクチニブ	アレセンサ		ALK 阻害薬
	セリチニブ	ジカディア		
	ロルラチニブ	ローブレナ		
	ブリグチニブ	アルンブリグ		

分子標的治療薬	ダブラフェニブ	タフィンラー		BRAF 阻害薬
	トラメチニブ	メキニスト		MEK 阻害薬
	エヌトレクチニブ	ロズリートレク		ROS1/TRK 阻害薬
	ラロトレクチニブ	ヴァイトラックビ		TRK 阻害薬
	テポチニブ	テプミトコ		MET 阻害薬
	カプマチニブ	タブレクタ		
	セルペルカチニブ	レットヴィモ		RET 阻害薬
	ソトラシブ	ルマケラス		KRAS 阻害薬
免疫チェックポイント阻害薬	ニボルマブ	オプジーボ		抗 PD-1 抗体
	ペムブロリズマブ	キイトルーダ		
	アテゾリズマブ	テセントリク		抗 PD-L1 抗体
	デュルバルマブ	イミフィンジ		
	イピリムマブ	ヤーボイ		抗 CTLA-4 抗体
	トレメリムマブ	イジュド		

208

情報窓口一覧

↗ 病院を探す
- 国立がん研究センター　がん情報サービス　がん診療連携拠点病院などを探す
  https://hospdb.ganjoho.jp/kyoten/kyotensearch
- 国立がん研究センター　がん情報サービス　セカンドオピニオン
  https://ganjoho.jp/public/dia_tre/dia_tre_diagnosis/second_opinion.html
- 日本臨床腫瘍学会　一般の皆さまへ
  https://www.jsmo.or.jp/general/

↗ 肺がんについて調べる
- 日本肺癌学会　一般の皆さまへ
  https://www.haigan.gr.jp/modules/ippan/index.php?content_id=21
- 日本肺癌学会　肺がん医療向上委員会
  http://jalca.jp/
- 国立がん研究センター　がん情報サービス　肺がん
  https://ganjoho.jp/public/cancer/lung/index.html

↗ 悪性胸膜中皮腫，アスベストについて調べる
- 日本肺癌学会　肺癌診療ガイドライン
  https://www.haigan.gr.jp/modules/guideline/index.php?content_id=3
- 日本呼吸器学会　呼吸器の病気「胸膜腫瘍」
  https://www.jrs.or.jp/citizen/disease/g/g-03.html
- 国立がん研究センター　がん情報サービス　悪性胸膜中皮腫
  https://ganjoho.jp/public/cancer/pleural_mesothelioma/index.html
- 環境再生保全機構（ERCA）
  https://www.erca.go.jp/asbestos/931/index.html

↗ 胸腺腫・胸腺がんについて調べる
- 日本肺癌学会　肺癌診療ガイドライン
  https://www.haigan.gr.jp/modules/guideline/index.php?content_id=3
- 日本呼吸器学会　呼吸器の病気「縦隔腫瘍」
  https://www.jrs.or.jp/citizen/disease/e/e-04.html
- 国立がん研究センター　がん情報サービス　胸腺腫と胸腺がん
  https://ganjoho.jp/public/cancer/thymoma/index.html

診断方法について調べる

- 日本肺癌学会 肺癌診療ガイドライン

  https://www.haigan.gr.jp/modules/guideline/index.php?content_id=3

- 日本呼吸器内視鏡学会 一般のみなさま

  https://www.jsre.org/modules/general/index.php

- 日本医学放射線学会 市民の皆様へ

  http://www.radiology.jp/public/radiation.html

治療方法について調べる

- 日本肺癌学会 一般の皆さまへ

  https://www.haigan.gr.jp/modules/ippan/index.php?content_id=21

- 日本肺癌学会 肺癌診療ガイドライン

  https://www.haigan.gr.jp/modules/guideline/index.php?content_id=3

- 日本肺癌学会 肺がん医療向上委員会

  http://jalca.jp/

- 日本癌治療学会 患者・市民の皆さま

  https://www.jsco.or.jp/public/index.html

- 日本医学放射線学会 市民の皆様へ

  http://www.radiology.jp/public/radiation.html

- 日本放射線腫瘍学会 一般の方

  https://www.jastro.or.jp/

- 国立がん研究センター がん情報サービス 臨床試験について

  https://ganjoho.jp/public/dia_tre/clinical_trial/index.html

- Minds ガイドラインライブラリ 患者・市民向け情報のご案内

  https://minds.jcqhc.or.jp/s/public_infomaiton_guide

緩和ケアについて調べる

- 日本緩和医療学会 緩和ケア情報（患者さん・ご家族向け）

  https://www.jspm.ne.jp/information/palliativeCarePatient/index.html

- 国立がん研究センター がん情報サービス 緩和ケア

  https://ganjoho.jp/public/dia_tre/treatment/relaxation/index.html

◰ 生活の不安や悩みについての対応を調べる

● 全国がん患者団体連合会（全がん連）
　http://zenganren.jp/

● 国立がん研究センター　がん情報サービス　がんの相談窓口「がん相談支援センター」
　https://ganjoho.jp/public/institution/consultation/index.html

● 国立がん研究センター　がん情報サービス　症状を知る/生活の工夫
　https://ganjoho.jp/public/support/index.html

● 厚生労働省　高額療養費制度を利用される皆さまへ
　https://www.mhlw.go.jp/stf/seisakunitsuite/bunya/kenkou_iryou/
　iryouhoken/juuyou/kougakuiryou/index.html

● 全国健康保険協会　医療費が高額になりそうなとき（限度額適用認定）
　https://www.kyoukaikenpo.or.jp/g3/cat310/sb3020/r151/

● 全国健康保険協会　高額な医療費を支払ったとき（高額療養費）
　https://www.kyoukaikenpo.or.jp/g3/sb3030/r150/

● 厚生労働省　治療と仕事の両立支援ナビ
　https://chiryoutoshigoto.mhlw.go.jp/index.html

● 厚生労働省　長期療養者就職支援事業
　https://www.mhlw.go.jp/stf/seisakunitsuite/bunya/0000065173.html

● 国立がん研究センター　がん情報サービス　妊よう性
　https://ganjoho.jp/public/support/fertility/index.html

◰ 本書の後援学会

● 日本呼吸器学会　　　　　　https://www.jrs.or.jp/
● 日本呼吸器外科学会　　　　https://jacsurg.gr.jp/
● 日本外科学会　　　　　　　https://www.jssoc.or.jp/
● 日本胸部外科学会　　　　　https://www.jpats.org/
● 日本癌治療学会　　　　　　https://www.jsco.or.jp/index.html
● 日本医学放射線学会　　　　http://www.radiology.jp/
● 日本呼吸器内視鏡学会　　　http://www.jsre.org/
● 日本臨床腫瘍学会　　　　　https://www.jsmo.or.jp/
● 日本放射線腫瘍学会　　　　https://www.jastro.or.jp/
● 日本緩和医療学会　　　　　https://www.jspm.ne.jp/

索 引

患者さんと家族のための肺がんガイドブック 2023 年版
作成委員

ガイドライン検討委員会
患者向けガイドライン小委員会

委員長	大泉 聡史	国立病院機構北海道がんセンター 呼吸器内科
副委員長	清水 秀文	JCHO 東京新宿メディカルセンター 呼吸器内科
委 員 (五十音順)	青野ひろみ	東京警察病院 呼吸器科/通院化学療法センター
	大澤 友裕	岐阜市民病院 薬剤部
	大出 泰久	静岡県立静岡がんセンター 呼吸器外科
	大西 幸次	三重肺がん患者の会
	金田 裕靖	大阪公立大学大学院医学研究科 臨床腫瘍学
	木村 智樹	高知大学医学部 放射線腫瘍学講座
	坂下 博之	横須賀共済病院 化学療法科/呼吸器内科
	佐々木治一郎	北里大学医学部附属新世紀医療開発センター 横断的医療領域開発部門臨床腫瘍学
	品川 尚文	KKR 札幌医療センター 呼吸器内科
	柴田 和彦	厚生連高岡病院 腫瘍内科
	高濱 隆幸	近畿大学医学部 内科学腫瘍内科部門
	武田 晃司	認定特定非営利活動法人西日本がん研究機構
	田中 桂子	がん・感染症センター都立駒込病院 緩和ケア科
	二瓶 圭二	大阪医科薬科大学 放射線腫瘍学教室
	仁保 誠治	獨協医科大学 呼吸器・アレルギー内科
	長谷川一男	特定非営利活動法人肺がん患者の会ワンステップ
	長谷川誠紀	兵庫医科大学 呼吸器外科
	林 秀敏	近畿大学医学部 内科学腫瘍内科部門
	福岡 和也	近畿大学病院 臨床研究センター
	堀之内秀仁	国立がん研究センター中央病院 呼吸器内科
	吉岡 弘鎮	関西医科大学附属病院 呼吸器腫瘍内科
	吉田 健史	近畿大学病院がんセンター 緩和ケアセンター
外部委員 (五十音順)	秋保 光利	三井記念病院 リハビリテーション部
	坂本はと恵	国立がん研究センター東病院 サポーティブケアセンター/がん相談支援センター
	平野 勇太	国立がん研究センター東病院 がん看護専門看護師
	渡邊 清高	帝京大学医学部内科学講座 腫瘍内科
協力委員	磯本 晃佑	近畿大学医学部 内科学腫瘍内科部門

利益相反（COI）開示

＜利益相反事項開示項目＞

1. 企業や営利を目的とした団体の役員，顧問職の有無と報酬額
2. 株の保有と その株式から得られる利益 最近1年間の本株式による利益
3. 企業や営利を目的とした団体から特許権使用料として支払われた報酬
4. 企業や営利を目的とした団体より 会議の出席 発表 助言などに対し 研究者を拘束した時間・労力に対して支払われた日当 講演料などの報酬
5. 企業や営利を目的とした団体がパンフレット，座談会記事などの執筆に対して支払った原稿料
6. 企業や営利を目的とした団体が提供する研究費
7. 企業や営利を目的とした団体が提供する奨学 奨励 寄附金
8. 企業等が提供する寄附講座
9. その他の報酬 研究とは直接に関係しない旅行，贈答品など

下記に本ガイドラインの作成にあたった委員の利益相反状態を開示します。

申告期間：2020年1月1日～2022年12月31日

役職	氏名（所属機関）	利益相反開示項目				
		開示項目1	開示項目2	開示項目3	開示項目4	開示項目5
		開示項目6	開示項目7	開示項目8	開示項目9	
委員長	大泉聡史 （国立病院機構北海道がんセンター呼吸器内科）	該当なし	該当なし	該当なし	アストラゼネカ株式会社，日本イーライリリー株式会社	該当なし
		アストラゼネカ，第一三共，中外製薬	該当なし	該当なし	該当なし	
副委員長	清水秀文 （JCHO東京新宿メディカルセンター呼吸器内科）	該当なし	該当なし	該当なし	該当なし	該当なし
		該当なし	該当なし	該当なし	該当なし	
委員	青野ひろみ （東京警察病院呼吸器科/通院化学療法センター）	該当なし	該当なし	該当なし	レギュラス	該当なし
		該当なし	該当なし	該当なし	該当なし	
	大澤友裕 （岐阜市民病院薬剤部）	該当なし	該当なし	該当なし	該当なし	該当なし
		該当なし	該当なし	該当なし	該当なし	
	大出泰久 （静岡県立静岡がんセンター呼吸器外科）	該当なし	該当なし	該当なし	該当なし	該当なし
		該当なし	該当なし	該当なし	該当なし	
	大西幸次 （三重肺がん患者の会）	該当なし	該当なし	該当なし	該当なし	該当なし
		該当なし	該当なし	該当なし	該当なし	
	金田裕靖 （大阪公立大学大学院医学研究科臨床腫瘍学）	該当なし	該当なし	該当なし	中外製薬株式会社，アストラゼネカ株式会社	該当なし
		日本イーライリリー株式会社，ノバルティスファーマ株式会社，ブリストル・マイヤーズスクイブ株式会社	該当なし	該当なし	該当なし	
	木村智樹 （高知大学医学部放射線腫瘍学講座）	該当なし	該当なし	該当なし	アストラゼネカ株式会社	該当なし
		該当なし	株式会社日立製作所	該当なし	該当なし	
	坂下博之 （横須賀共済病院化学療法科/呼吸器内科）	該当なし	該当なし	該当なし	該当なし	該当なし
		該当なし	該当なし	該当なし	該当なし	
	佐々木治一郎 （北里大学医学部附属新世紀医療開発センター横断的医療領域開発部門臨床腫瘍学）	該当なし	該当なし	該当なし	エイツーヘルスケア株式会社，小野薬品工業株式会社	該当なし
		該当なし	該当なし	該当なし	該当なし	
	品川尚文 （KKR札幌医療センター呼吸器内科）	該当なし	該当なし	該当なし	アストラゼネカ株式会社	該当なし
		日本ベーリンガーインゲルハイム株式会社，オリンパス株式会社	日本イーライリリー株式会社，日本ベーリンガーインゲルハイム株式会社	該当なし	該当なし	
	柴田和彦 （厚生連高岡病院腫瘍内科）	該当なし	該当なし	該当なし	アストラゼネカ株式会社，中外製薬株式会社	該当なし
		該当なし	該当なし	該当なし	該当なし	
	高濱隆幸 （近畿大学医学部内科学腫瘍内科部門）	該当なし	該当なし	該当なし	中外製薬株式会社，アストラゼネカ株式会社	該当なし
		該当なし	該当なし	該当なし	該当なし	
	武田晃司 （認定非営利活動法人　西日本がん研究機構）	該当なし	該当なし	該当なし	該当なし	該当なし
		該当なし	該当なし	該当なし	該当なし	
	田中桂子 （がん・感染症センター都立駒込病院緩和ケア科）	該当なし	該当なし	該当なし	該当なし	該当なし
		該当なし	該当なし	該当なし	該当なし	
	二瓶圭二 （大阪医科薬科大学放射線腫瘍学教室）	該当なし	該当なし	該当なし	アストラゼネカ株式会社	該当なし
		該当なし	該当なし	該当なし	該当なし	

委員	仁保誠治 (獨協医科大学呼吸器・アレルギー内科)	該当なし	該当なし	該当なし	アストラゼネカ株式会社，小野薬品工業株式会社，中外製薬株式会社，ファイザー株式会社，日本イーライリリー株式会社	該当なし
		該当なし	グラクソ・スミスクライン株式会社，大鵬薬品工業株式会社，中外製薬株式会社，日本イーライリリー株式会社，小野薬品工業株式会社	該当なし	該当なし	
	長谷川一男 (特定非営利活動法人肺がん患者の会ワンステップ)	該当なし	該当なし	該当なし	該当なし	該当なし
		該当なし	該当なし	該当なし	該当なし	
	長谷川誠紀 (兵庫医科大学呼吸器外科)	該当なし	該当なし	該当なし	該当なし	該当なし
		該当なし	該当なし	株式会社クボタ	該当なし	
	林　秀敏 (近畿大学医学部内科学腫瘍内科部門)	該当なし	該当なし	該当なし	アストラゼネカ株式会社，ブリストル・マイヤーズ　スクイブ株式会社，アムジェン株式会社，中外製薬株式会社，小野薬品工業株式会社	ガーダントヘルスケアジャパン
		ブリストル・マイヤーズ　スクイブ株式会社，IQVIA，PRA ヘルスサイエンス株式会社，サイネオス・ヘルス・クリニカル株式会社，MSD 株式会社，ヤンセンファーマ株式会社，サノフィ株式会社	エーザイ株式会社，中外製薬株式会社	該当なし	該当なし	
	福岡和也 (近畿大学病院臨床研究センター)	該当なし	該当なし	該当なし	該当なし	該当なし
		該当なし	ファイザー株式会社	該当なし	該当なし	
	堀之内秀仁 (国立がん研究センター中央病院呼吸器内科)	該当なし	該当なし	該当なし	アストラゼネカ株式会社，日本イーライリリー株式会社，アッヴィ合同会社，中外製薬株式会社	該当なし
		アッヴィ合同会社，エイツーヘルスケア株式会社，小野薬品工業株式会社，第一三共株式会社，中外製薬株式会社，メルクバイオファーマ株式会社，ブリストル・マイヤーズ　スクイブ株式会社，アストラゼネカ株式会社	該当なし	該当なし	該当なし	
	吉岡弘鎮 (関西医科大学附属病院呼吸器腫瘍内科)	該当なし	該当なし	該当なし	日本イーライリリー株式会社，日本ベーリンガーインゲルハイム株式会社，武田薬品工業株式会社，日本化薬株式会社，デルタフライファーマ，中外製薬株式会社，ブリストル・マイヤーズ　スクイブ株式会社，大鵬薬品工業株式会社	該当なし
		MSD 株式会社，第一三共株式会社，アストラゼネカ株式会社，ヤンセンファーマ株式会社，日本ベーリンガーインゲルハイム株式会社，デルタフライファーマ	該当なし	該当なし	該当なし	
	吉田健史 (近畿大学病院がんセンター緩和ケアセンター)	該当なし	該当なし	該当なし	該当なし	該当なし
		該当なし	該当なし	該当なし	該当なし	
外部委員	秋保光利 (三井記念病院リハビリテーション部)	該当なし	該当なし	該当なし	該当なし	該当なし
		該当なし	該当なし	該当なし	該当なし	
	坂本はと恵 (国立がん研究センター東病院サポーティブケアセンター/がん相談支援センター)	該当なし	該当なし	該当なし	該当なし	該当なし
		該当なし	該当なし	該当なし	該当なし	
	平野勇太 (国立がん研究センター東病院)	該当なし	該当なし	該当なし	該当なし	該当なし
		該当なし	該当なし	該当なし	該当なし	
	渡邊清高 (帝京大学医学部内科学講座腫瘍内科)	該当なし	該当なし	該当なし	該当なし	該当なし
		ファイザー株式会社	該当なし	該当なし	該当なし	
協力委員	磯本晃佑 (近畿大学医学部内科学腫瘍内科部門)	該当なし	該当なし	該当なし	該当なし	該当なし
		該当なし	該当なし	該当なし	該当なし	

患者さんと家族のための肺がんガイドブック

悪性胸膜中皮腫・胸腺腫瘍含む
2023年版

2019年12月6日　第1版（2019年版）発行
2021年11月25日　第2版（2021年版）発行
2023年11月1日　第3版（2023年版）第1刷発行

編　集　特定非営利活動法人 日本肺癌学会

発行者　福村　直樹

発行所　金原出版株式会社

〒113-0034　東京都文京区湯島2-31-14
電話　編集　03(3811)7162
　　　営業　03(3811)7184
FAX　　03(3813)0288
振替口座　00120-4-151494
http://www.kanehara-shuppan.co.jp/

©日本肺癌学会, 2019, 2023

検印省略

Printed in Japan

ISBN 978-4-307-20478-1

印刷・製本／三報社印刷
デザイン／朝日メディアインターナショナル
イラスト／落合恵子

WEB アンケートにご協力ください

読者アンケート（所要時間約3分）にご協力いただいた方の中から
抽選で毎月10名の方に図書カード1,000円分を贈呈いたします。
アンケート回答はこちらから ➡
https://forms.gle/U6Pa7JzJGfrvaDof8